人邮体育

体育运动中的
软组织损伤评估与
运动按摩技术

[英] 罗伯特·E. 麦卡蒂（Robert E. McAtee）著　王锋　郑晓晖 译

人民邮电出版社

北京

图书在版编目（CIP）数据

　体育运动中的软组织损伤评估与运动按摩技术 /
（英）罗伯特·E. 麦卡蒂（Robert E. McAtee）著 ; 王锋，
郑晓晖译. -- 北京：人民邮电出版社，2021.4
　ISBN 978-7-115-55256-3

　Ⅰ. ①体… Ⅱ. ①罗… ②王… ③郑… Ⅲ. ①软组织
损伤-诊疗 Ⅳ. ①R686

　中国版本图书馆CIP数据核字(2020)第224384号

版权声明

免责声明

内 容 提 要

运动按摩可以处理急性和慢性软组织损伤，在临床运动按摩实践中，按摩治疗师可以判断并正确治疗各类急、慢性软组织损伤，避免使运动员二次受伤。临床按摩治疗师必须具备各领域的各类知识，从生物力学到适应性训练技术，从力量训练到饮食营养，从特定运动技巧到其对身体的影响，要事无巨细，斟酌再三，才能帮助运动员恢复健康，防止复发。

本书涵盖了许多常见的软组织运动损伤及其病理原因与治疗手段，供读者学习或参考。本书包含 65 幅插图和各类照片近 190 张，可以为从业者提供对疾病的精确评估和治疗方案的清晰指导。

希望这些综合知识与丰富经验能为临床按摩治疗师带来帮助，并鼓励他们积极寻求亲身体验的学习环境、磨炼实践技能。本书适合运动按摩治疗师、运动教练、运动医生，以及其他从事运动医学、修复软组织损伤的临床医生阅读。

◆ 著　　　　［英］罗伯特·E.麦卡蒂（Robert E. McAtee）
　　译　　　　王　锋　郑晓晖
　　责任编辑　裴　倩
　　责任印制　周昇亮
◆ 人民邮电出版社出版发行　　北京市丰台区成寿寺路 11 号
　　邮编 100164　　电子邮件 315@ptpress.com.cn
　　网址 https://www.ptpress.com.cn
　　天津图文方嘉印刷有限公司印刷
◆ 开本：700×1000　1/16
　　印张：13.5　　　　　　　　2021 年 4 月第 1 版
　　字数：254 千字　　　　　　2021 年 4 月天津第 1 次印刷
　　著作权合同登记号　图字：01-2019-6883 号

定价：148.00 元
读者服务热线：(010)81055296　印装质量热线：(010)81055316
反盗版热线：(010)81055315
广告经营许可证：京东市监广登字 20170147 号

谨以此书，献给我已故的导师、我的同事和挚友——约翰·哈里斯。他对我的言传身教、他的作品以及我们多年的深厚友谊，对我的人生产生了深远的影响，让我在成为运动按摩治疗师、作家和教师的职业道路上，有了方向的指引。

目录

前言

虽然不少入门级按摩疗法培训项目包括20~50小时根据特定运动项目定制的按摩课时，但想要学习到更高级别的临床按摩技巧，是非常困难的事情。本书把分散在各类书籍、期刊、文章、博客和网络视频中的资源汇集起来，整合成系列手法治疗技术与评估内容，操作方便。

运动按摩治疗师（以下简称"按摩治疗师"）可以处理急性和慢性软组织损伤，这是其他从业者所不具备的能力。有时，有些患者病情尚轻，还达不到临床医生干预的程度，而其病情又确确实实对患者的日常生活、体育运动造成了困扰。在这种情况下，许多患者的长期健康报告证实了，按摩从业者在治疗环节中发挥了独特作用。

医生一般采取药物或手术等有限的治疗手段。尽管物理治疗不断向手法治疗方向发展，但许多理疗诊所仍严重依赖冰敷、热敷、干针疗法、神经肌肉电刺激和运动等治疗方式来修复软组织损伤。以上疗法是多数情况下治疗软组织损伤的重要手段，而临床运动按摩疗法往往在康复计划中被忽略。

在临床运动按摩实践中，按摩治疗师必须能准确判断并正确治疗各类急、慢性软组织损伤。若不能确定或无法找出导致损伤的原因，贸然诊治可能会使运动员二次受伤。按摩治疗师必须具备各领域的各类知识，从生物力学到适应性训练技术，从力量训练到饮食营养，从特定运动技巧到其对身体的影响，要事无巨细，斟酌再三，才能帮助运动员恢复健康，防止复发。

本书涵盖了许多常见的软组织运动损伤及其病理原因与治疗手段，供读者学习或参考。

读者与阅读方法

虽然本书预设读者是有经验的按摩治疗师，但内容同样适于其他各种理疗师，如运动防护师、运动医生，以及其他从事运动医学、修复软组织损伤的临床医生。读者应熟悉评估原理，有触诊经验，并且具备肌肉骨骼解剖（肌肉起点、止点和动作）知识。

框架结构

本书分为3个部分。第1部分回顾了每个从业者都应该熟悉的基础知识。第1章给出运动按摩的定义，并探讨了临床推理及其对评估和治疗肌肉骨骼损伤的重要性。同时，第1章回顾和讨论了当前循证实践和疼痛科学的概念，及其对按摩治疗师的影响。第2章简要回顾了软组织的各种类型和功能。第3章专门介绍了评价与评估原则及具体实践。评估技能对于规划有效的治疗流程起到举足轻重的作用。

第2部分重点讨论软组织的损伤原理和修复过程，并且讨论了其按摩治疗手法。第4章讨论了神经等软组织损伤和修复过程，以及如何使用冷冻疗法治疗急、慢性损伤及其利弊。第5章详细讨论了取得良好临床治疗效果的各类运动按摩手法。

第3部分详细介绍了临床最常见的软组织损伤类型。第6章重点讨论下肢软组织的10种损伤情况，包括跟腱末端病、腹股沟拉伤、腘绳肌腱病、髂胫束综合征、髌腱末端病等。第7章重点介绍了4种上肢软组织损伤的细节评估和治疗，分别为肩袖损伤、网球肘、高尔夫球肘和肱二头肌腱病。第8章分别讨论了6种常见的神经卡压综合征，包括胸廓出口综合征、腕管综合征和梨状肌综合征等。

本书包含65幅插图和各类照片190张，可以为从业者提供对疾病的精确评估和治疗方案的清晰指导。

我们希望这些综合知识与丰富经验能为按摩治疗师带来帮助，并且鼓励他们积极寻求亲身体验的学习环境，磨炼实践技能。

知情同意

执业医师可通过本书实践获得的治疗信息和手段与患者讨论治疗方案。但是，在治疗开始前，患者必须充分理解并提供知情同意书。知情同意是指执业医师已经解释了预计采用的按摩技术、治疗计划预计需要多长时间、可能会涉及的家庭计划，以及治疗可能会给身体活动程度带来的影响。

致谢

巧妇难为无米之炊，写一本医学书也不能凭空想象。不同于独行作家在隐居中的创作，您手里的这本书是许多人的智慧与汗水的结晶。

首先，感谢陪伴我30多年的妻子特雷安娜·马查迪（Treeanna Machardy）。写这本书耗费的时间与精力颇多，牺牲了大量与太太共度的私人时光，家中大小琐事也皆由太太操持。幸有她的爱、支持和理解，我才能心无旁骛、一心创作。

Human Kinetics出版社的编辑团队非常出色，他们分别是：组稿编辑米歇尔·马洛尼（Michelle Maloney）、策划编辑劳拉·普利亚姆（Laura Pulliam）以及管理编辑多米尼克·摩尔（Dominique Moore）。特别感谢本书的封面设计者克里·埃文斯（Keri Evans）；感谢丹尼丝·劳里（Denise Lowry）与我和米歇尔一起坚持不懈，直至找到颜色、线条和图形的最佳组合，完成优雅的设计；感谢海迪·里克特（Heidi Richter）为本书绘制了出色的插图。

也要感谢组织并指导了本书摄影工作的摄影部的两位同事道格·芬克（Doug Fink）和艾米·罗斯（Amy Rose），很荣幸能与你们共事多年。杰森·艾伦（Jason Allen）是一位颇具耐心的摄影师，精心拍摄了本书所需要的各组照片；格雷格·亨尼斯（Greg Henness）为我和道格录制了视频访谈，后期处理了视频和声音，对本书的推广起到了很大的推动作用。

还要感谢模特泰莉亚·蒂奥（Taylia Tyo）、克贝克·宋（Keybeck Song）、斯塔西·鲍登（Stacie Bowden）和斯科特·巴伯（Scott Barber），感谢诸位情绪饱满、充满耐心地配合拍摄。他们在治疗台反反复复地做同一个动作，以求在最佳光线下拍出照片。

过去38年，我有幸结识诸多职业按摩治疗师，并与之共事。他们为我的运动损伤研究提供了许多案例素材，非常感谢以下同仁：德莱尼·法默（Delaney Farmer）、乔治·格拉斯（George Glass）、迈克·格拉夫斯坦（Mike Grafstein）、盖伊·库普曼（Gay Koopman）、查尔斯·麦克罗斯基（Charles McGrosky）、迈克尔·穆尔（Michael Moore）、柯克·纳尔逊（Kirk Nelson）、玛丽·赖利（Mary Riley）、埃斯特万·鲁瓦尔卡巴（Esteban Ruvalcaba）、博里·苏里亚尼（Bori Suryani）、莫莉·弗斯兴格尔（Molly Verschingel）和厄尔·温克（Earl Wenk）。

第1部分

基础知识

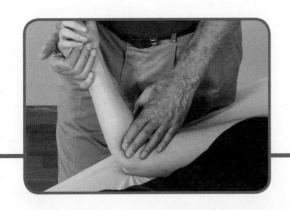

第1章

概念与原则

　　运动按摩作为一种独特的实践方式，一直以来在按摩治疗行业中发展迅速。运动按摩可定义为熟练应用某种按摩技术，包括关节活动范围（ROM）内的运动或拉伸，使从事规律性体育活动的患者达到康复的目标。运动按摩通常分为3类。

1. 损伤治疗按摩。

2. 赛事按摩（比赛前、比赛中、比赛后）。

3. 训练与保养按摩。

　　损伤治疗按摩是使患者康复和临床治疗的重点。通常，赛事按摩不包括康复按摩，而是用于帮助运动员做好赛前准备（比赛前按摩）；在赛事密集的时间里，使运动员能够随时保持身体的比赛状态（比赛中按摩）；帮助运动员在赛事后进行恢复训练（比赛后按摩）。在运动员的正常训练周期中，训练与保养按摩，可以帮助运动员快速恢复到良好状态，并解决关节活动范围问题以及可能会导致运动性损伤的肌肉失衡问题。3个运动按摩类别都有其特定目标和按摩手法。有些目标和手法在所有类别中都相同，而有些仅用于其中一个类别。总的来说，运动按摩目标既包括改善神经肌肉的平衡性和灵活性、减轻肌肉酸痛和疼痛，又包括软组织损伤的康复。想要深入学习以上3类运动按摩的手法，资源非常丰富。本书则重点关注损伤治疗按摩，即神经肌肉损伤的评估和治疗。因此，按摩治疗师必须具备一定的知识，如熟知损伤病理学、解剖学和生理学，能准确解读病史，掌握关节活动范围评估、肌肉测试方法和骨科特殊测试等，结合详细触诊，再经过一番临床推理筛选，以确定最佳治疗方法。

临床推理过程

临床推理是一种为了制订有效的按摩治疗方案，对患者病史和全面检查结果进行归纳和总结的能力。弗里茨（Fritz, 2013, p.131）曾这样认为："治疗性按摩从业者必须能够有效收集信息并进行分析，然后选择按摩类型和适当的干预手法，并根据治疗效果进行进一步的评估和调整。"

临床推理既是一门艺术，也是一门科学，是经过长期实践和研究积累起来的。临床推理的艺术性在于根据信息收集和实践经验相结合的演绎推理过程，有助于按摩治疗师在检查患者时识别相应病症。其科学性在于，医生做出治疗决策时，比如亲自对患者进行治疗还是将其转诊给其他医生，总是综合了最佳证据（包括研究结果和既往经验）。

治疗决策

知道什么时候不采取治疗是按摩治疗师和所有临床从业者在临床推理过程中的重要环节，临床经验越多，该技能越成熟。茹尔奇（Jurch, 2015, p.9）认为：

> "系统化收集信息的最大好处是可以确定某种按摩疗法是否会真正有利于运动员。要治疗特定肌肉骨骼疾病，首先要知道什么是不需要处理的。作为医疗从业者，即便将运动员转诊给其他医疗服务人员时，按摩治疗师仍有为患者提供适当治疗的责任。我们必须能够认识到哪些是超出能力范围的情况，何时该修改治疗方案，或何时采用按摩以外的治疗手段可能更有益。要做到这一点，从业者必须有一定的知识基础，并不断学习。"

认知偏差

临床运动按摩从业者在进行损伤治疗和管理时，必须意识到"认知偏差"（也称为确认偏差）效应。无论是按摩治疗师，还是健康管理师，都倾向于从自己的学科角度来看待疾病。按摩治疗师主要处理软组织，倾向于将所有疾病视为与软组织有关，并进行相应的评估和治疗。这种错误源于忽略或不够重视患者的既往病史，或那些不适合按摩的症状，执意证明自己的初始判断。例如，很多运动员在脚部感到疼痛时，会对医生说这是足底筋膜炎，并希望得到按摩治疗以求缓解。足底筋膜炎是一种常见的软组织疾病，主要表现为足底部疼痛，经常出现在醒后或久坐后走路时的前几步，疼痛会随着持续的运动而逐渐减轻。从业者因确认偏差会忽略造成足底疼痛的许多其他病因，如Baxterr's神经病变、足内侧弓下方的跟下神经卡压综合征。

　　足底筋膜炎的治疗不能产生效果时，有确认偏差的从业者可能忽视患者持续疼痛的其他原因。而有经验的从业者将运用临床推理技巧来了解患者的既往病史和症状，尤其注意那些不符合足底筋膜炎的症状，如小趾展肌无力、小趾展肌触诊疼痛或沿足内侧弓的神经压迫疼痛（图1.1）。这些细节非常关键，因为治疗足底筋膜炎的普通按摩疗法可能会加重Baxter's神经病变（图1.2）。

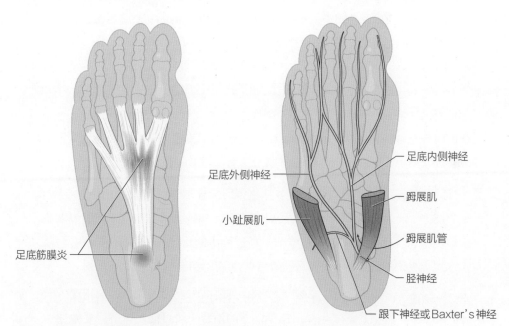

足底外侧神经

小趾展肌

足底筋膜炎

足底内侧神经

跚展肌

跚展肌管

胫神经

跟下神经或Baxter's神经

图1.1 典型的足底筋膜炎疼痛部位　　**图1.2** Baxter's神经病变疼痛部位

　　即使患者开始接受治疗，临床推理也并未停止。如茹尔奇（Jurch, 2015, p.9）所述：

　　"对每个运动员来说，制订治疗方案是一个持续的过程。这个过程是一个包括评估、治疗、再评估，或继续相同的治疗，或尝试不同的手段在内的恒定顺序，要求按摩治疗师用尽毕生所学，为患者提供最佳治疗。"

循证实践

　　越来越多的按摩治疗师治疗损伤时会使用循证或知证的方法。临床推理是循证治疗的要素之一，对此杜克大学（Duke University, 2014, p.2）做了如下论述：

"循证实践（evidence based practice，EBP）是将临床专家意见、患者价值观和最佳研究证据整合到患者治疗方案的过程。临床专家意见是指临床医生积累的经验、教育和临床技能。患者价值观指患者自己的个人喜好和特殊顾虑、期望和价值观。最佳研究证据指使用合理的方法论进行的临床相关研究。"

虽然这个定义是针对医疗专业人士的，但其他保健服务人员（包括按摩治疗师），也已经采用了这个理念或调整了自己的工作模式。循证实践的特点之一是强调用研究证据支持临床决策，尤其是来自随机对照试验（randomized-control trial，RCT）和系统综述（systematic review，SR）的证据。许多从业者认为循证实践对随机对照试验和系统综述过于关注，担心可能会忽略其他同样适用的证据。因此，许多从业者只采纳知证实践（evidence-informed practice，EIP）的概念。

新加坡补充与替代医学中心的Soo Liang Ooi和同事共同撰写了一项调查研究报告（2018，p.326），调查了澳大利亚从业者对循证实践的态度。他们的发现：

"批评循证实践的一方认为，用于临床决策的信息不应局限于从干预研究中收集的证据，而是应当来自多样的研究方法中，如队列研究、定性研究以及临床病例报告。如此，从业者在整个干预过程中的治疗手段才能更具创造性。治疗并不能完全为证据所困，从业者应更合理地利用证据。"

当然，从业者面临的挑战在于除了要熟知文献中出现的大量研究、案例和综述，还要做好按摩实践。加拿大多伦多的Sutherland-Chan按摩治疗学校（译者注：加拿大一所知名的按摩治疗学校）的教导主任、《国际治疗按摩与健身杂志》的编辑保罗·M. 芬奇（Paul M. Finch）博士，撰写了一篇论文。他在论文中倡导"证据漏斗"方法，以帮助从业者减少保持最新信息所需的阅读量（2007）。按摩治疗师可在几个在线资源网站上了解按摩相关的最新研究文章、研究综述和摘要，不需要订阅期刊。在线研究资源的清单在本书附录部分。

疼痛科学

近年来，关于疼痛科学的研究呈爆炸式增长。人们对疼痛的起源、伤害和疼痛之间的联系以及与疼痛感知相关的心理和社会学因素有了新的认识，同时也产生了极大的困惑。随着理疗从业者对疼痛复杂性的认识加深，其工作方式也随之产生变化。

相比之下，随着对疼痛感知和疼痛产生机制认识的不断深入，许多研究者和从业者重新构架了疼痛与损伤的关系，强调疼痛是一种复杂的经历，涉及大脑的多个部位，疼痛感知受社会心理学因素的影响，包括既往疼痛经历、对既往疼痛经历的想法和感受、情绪状态以及人际关系。这些疼痛要素为人们熟知已多年，但疼痛一直被简单地用一种疼痛病理机制模型来描述，即损伤或伤害发生时组织中的痛觉感受器受到刺激。接着，这些痛觉感受器会将刺激传递至大脑痛觉区域，从而产生疼痛。现在看来，痛觉感受器并不存在，但伤害感受器确实存在，并且能接受多种伤害性刺激，比如压力、温度和炎症标志物等。这些伤害感受器通过脊髓向大脑发送信号，大脑评估信号并判断输入信号是否为疼痛，然后输出疼痛感或其他信号，如压力增加或温度变化。从业者必须认识到，疼痛强度不一定与组织损伤程度相关。轻伤可能伴随剧痛，重伤反而可能疼痛不明显。这种反应受大脑调节，且依赖于各种生物、社会、心理学因素，从而影响大脑最终输出信号。

在慢性疼痛的情况下，神经通路可因反复的伤害性刺激致敏，即使是轻微的伤害性输入也可触发大脑输出疼痛信号，导致患者感到疼痛。另一方面，神经通路的敏化并不意味着疼痛的强度与组织损伤程度毫不相干，从业者和患者必须注意这一事实。

不断有证据表明，疼痛神经科学教育（pain neurosciece education，PNE）与手法治疗相结合可以有效缓解慢性疼痛。疼痛神经科学教育旨在帮助患者把注意力从"身体很疼，肯定受了伤"转移到"疼痛是大脑对组织传来刺激的感知和解读，其结果可能无法总是准确地反映组织损伤的程度"。疼痛神经科学教育、鼓励患者重新认识疼痛产生的原因，而非仅仅认为疼痛来自某个组织受伤。此法可减轻慢性疼痛已得到论证，更重要的是可减少疼痛灾难化（即患者心理放大疼痛，痛觉袭来时倍感无助）。

然而，从业者和患者了解到越多疼痛科学新知识，越有可能会做出错误的判断，即简单粗暴地把疼痛理解为"脑海中的感受"。专业人员有责任让患者相信，疼痛不是编造出来的感受（许多患者的不幸经历就是这样来的）。就像按摩教育家兼作家的惠特尼·洛（Whitney Lowe）所说：

> "我认为，手举新兴疼痛科学火炬的人，所面临的最大障碍和挑战便是，要了解如何把本门知识传播给不懂的人。我常看到有些疼痛科学爱好者，同别人说话时，显得高人一等。作为一名教师，我很清楚，这种自大行为会立即遭到学生们的反感，成为传播的重大障碍。"（Lowe, 2017, p.1）

虽然有关疼痛感知的新知识不断发展和涌现，但是对于从业者和患者来说可以明确一点，关于疼痛及其治疗的既往知识和经验并不会突然过时或失效。"不必摒弃已经积累的宝贵知识与临床经验。但我们要从不同的角度来看待这些事情。"（Lowe, 2017, p.1）运动按摩从业者有责任与患者讨论目前疼痛科学的前沿研究，以及这些研究结果将如何影响患者的治疗策略。

小 结

本章概述了运动按摩从业者和理疗师在评估和治疗常见软组织损伤时采用的概念和原则。损伤治疗和管理是运动按摩专业的一个类别，需要深入了解损伤机制、相关的解剖和生理学知识以及详细评估患者病情。医生把这些基础知识与患者病史和体检结果相结合，进行临床推理，制订适当的治疗计划或决定将患者转诊给其他专业人员，做进一步的评估或治疗。

在整个评估过程中，按摩治疗师必须认识到自身有可能存在确认偏差，也就是把软组织损伤看作是患者出现各种症状的原因。在做治疗决策时，按摩治疗师应多考虑循证实践原则，而对疼痛科学新知识的理解是循证实践的关键组成部分。从业者只有深刻掌握疼痛的复杂性，才能将这些知识传递给患者，帮助患者理解疼痛强度并不总是与受伤程度相关，疼痛经历是真实存在的，并不全是脑海中的假象。此外，患者还需要知道，运动按摩干预可能不仅对要治疗的软组织有影响，对控制和缓解疼痛的整体神经系统同样有深远影响。

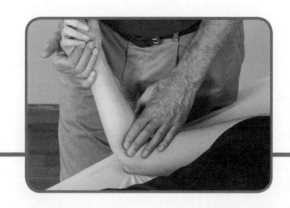

第2章

软组织分类

近年来，大量研究集中于人体的各种软组织结构，从而拓宽并加深了人们对软组织结构和功能的理解。同时，也引起了人们对神经肌肉系统认识的转变，如各种神经和软组织之间是如何相互作用的、进行按摩治疗时会发生什么。在本章中，我们将从每种软组织类型的经典定义开始阐述，然后再扩展到更广泛的新信息概述，使我们对这些软组织的角色有一个总体理解。

结缔组织

结缔组织的主要结构成分为胶原蛋白，这是一种人体内含量最丰富的蛋白质。人们把胶原蛋白视作所有软组织的基本组成成分。结缔组织由包埋在胶状细胞外基质中的胶原蛋白和弹性纤维组成，胶状细胞外基质可作为弹性纤维的润滑剂。

结缔组织根据其成分可分为疏松型或致密型、规则型或不规则型（图2.1），具有优异的拉伸强度和相对不可伸展性。结缔组织中的弹性纤维像弹簧一样卷曲或还原，帮助拉伸过的组织恢复到原来的形状。不同结缔组织中胶原蛋白和弹性纤维的比例取决于结缔组织需要的强度大小或弹性强弱。

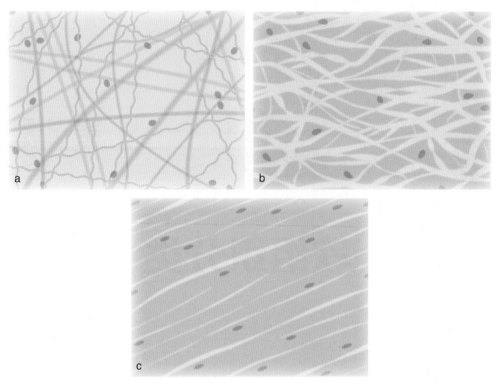

图2.1 结缔组织分为：a. 疏松型；b. 致密不规则型；c. 致密规则型。这取决于其具体构成、位置和功能

源自：Human Kinetics 出版社

筋 膜

在传统解剖学教科书中，筋膜仅仅被看作是保护和分隔肌肉、肌腱、韧带和器官等"重要"结构的保护层。通过对该领域的深入研究，人们对筋膜的作用和重要性有了更深刻的理解。

筋膜由各类结缔组织组成，包绕连接着每一块肌肉和器官，贯穿全身（图2.2）。根据其在人体结构中的位置和承受功能压力的不同，筋膜的形状、密度和厚度差异很大。传统解剖学家认为筋膜几乎是一种被动形式的结缔组织，但研究发现筋膜自身具有收缩和松弛能力，有本体感受器和机械刺激感受器等感觉器官，且神经支配良好（Willard, Vleeming & Schuenke, 2012）。

当我们进行一项活动时，会影响筋膜组织并反受筋膜组织的影响。要了解筋膜，首先要将它与肌肉、肌腱和韧带进行区分。荷兰内科医生和解剖学家杰帕·范德华（Jaap

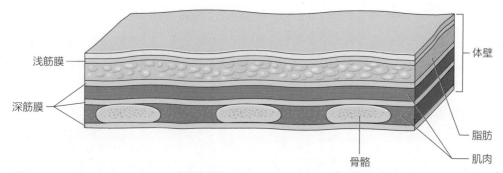

浅筋膜

深筋膜

体壁

脂肪

肌肉

骨骼

图2.2　浅筋膜位于皮肤下方。深筋膜（或封套筋膜）包绕独立肌肉，划分肌肉群，包绕全身的骨、器官和神经

van der Wal）写有大量文章，认为要研究筋膜的结构和功能，需要从结构性或功能性的角度出发，而非从传统解剖或解剖模型出发。他认为传统的解剖学研究将肌肉骨骼系统分为骨、关节、肌肉和韧带等独立结构，否认了这些部分的连通性和连续性。他指出："肌肉骨骼系统中各组织成分间的结构和力学空间关系揭示了骨骼、关节和肌肉等传统解剖单位的功能。"（van der Wal, 2009, p.10）

请记住这个观点，即整个肌肉骨骼系统具有功能联系。在接下来的讨论中，此观点将以韧带、肌腱、肌肉和神经等作为独立组成部分的传统解剖模型为基础展开。已故的利昂·柴托夫（Leon Chaitow）博士的观点同样值得深思，他说：

"在当前筋膜研究中一个令人吃惊的特征（还有更多糟糕的情况）是，我们对筋膜功能的认识是那么少，以至于按摩治疗师实际所做或需要做的改变也很少。然而，我依旧相信，对筋膜功能的认识越深，越有助于大多数按摩治疗师更高效地开展目前的工作，而不是重新学习他们的技能。"（Chaitow, 2015, p.1）

例如，对筋膜连续性认识的提高会影响筋膜损伤的治疗效率，如第6章谈到的髂胫束综合征。此外，按摩治疗师若脑海中有筋膜连续性的宏观概念，可结合损伤区域周围的结构，对特殊部位进行特殊手法治疗以获取更好的疗效。

韧　带

传统解剖学文献将韧带描述为由致密规则型结缔组织构成的纤维带。这些结缔组织将骨骼相互连接，也就是把关节连接起来。韧带主要由平行胶原束构成，同时混合了交织在一起的弹性纤维和细胶原纤维。这种排列使韧带组织极具柔韧性，从而能在关节活动范围内活动自如，耐受各种拉伸，为关节运动的最后阶段提供了大部分阻力。但如果

反复过度拉伸，韧带则会失去恢复正常长度的能力，损害关节的稳定性。这会造成关节松弛，甚至为关节扭伤或韧带断裂埋下隐患。

传统意义上，韧带被认为是被动结构，仅能抵抗关节上的机械力，仅存在于韧带纤维承受特定载荷的位置（图2.3）。现在的观点认为，所有结缔组织结构是紧密联系的。范德华（van der Wal, 2009）经过广泛的解剖学研究认为，韧带实际上与筋膜鞘是连结在一起的，跨越关节处的肌肉走行在筋膜鞘中。他认为韧带与肌肉组织是串联关系而不

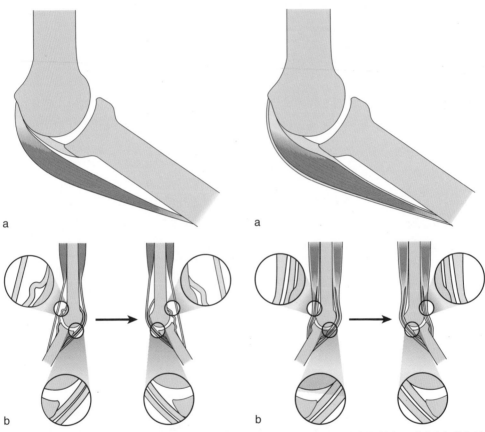

图2.3 韧带在传统意义上被描述为：a. 与肌肉平行的走向；b. 主要在关节活动范围末端的张力下产生功能

图2.4 a. 杰帕・范德华创造了"动态韧带"这一术语来描述肌肉和韧带的整体活动；b. 动态韧带一直处于张力中，并在关节的所有位置提供支持

是平行关系，并且两者是独立的结构。他还认为韧带作为结缔组织稳定系统的一部分，在整个关节活动范围内，为关节结构提供主动支持。此外，范德华创造了"动态韧带"（dynament或dynamic ligament）一词，更明确地阐述了跨越滑膜关节的韧带功能（图2.4）。这种最新观点，即韧带与跨越同一关节的肌－腱功能单位紧密相连并一起活动的观点，影响了韧带损伤（如外踝扭伤）的治疗，参见第6章所述。

肌 腱

鉴于前面对筋膜的讨论，不得不承认，这种将肌腱作为单独结构的讨论，只是为了研究和讨论方便而做的人为划分。在传统解剖学术语中，肌腱连接肌肉和骨骼。肌腱由紧密排列的胶原纤维束组成，沿肌肉所施加的拉力线平行排列（图2.5）。肌腱的主要功能是将肌肉的收缩力传递给骨骼，从而产生运动。筋膜研究也清楚地表明，肌肉与肌腱并不单独发挥作用，但肌肉的收缩力通过筋膜网络扩散到邻近结构（Maas & Sandercock, 2010）。该筋膜研究强调了对确定损伤区域周围组织进行治疗的重要性。

虽然肌腱可以承受急性损伤，如断裂或撕裂（比如切菜时手中锋利的菜刀割伤手指，深及骨面），但最常见的肌腱损伤多为过度使用的结果。过去肌腱劳性损伤被归类为炎症性疾病，称为肌腱炎（tendinitis或tendonitis）。30年来，大量研究表明，许多慢性肌腱损伤源自组织退变和解体，与炎症的关系很少或根本无关，目前更倾向于称之为肌腱变性或肌腱末端病（tendinosis或tendinopathy）（Li & Hua, 2016; Rudavsky & Cook, 2014）。

有趣的是，在慢性肌腱末端病的发展过程中，人们又开始重新把炎症作为肌腱损伤

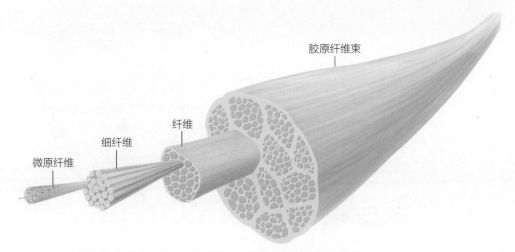

图2.5 肌腱由胶原纤维束组成，胶原纤维从肌肉周围的筋膜层汇聚而来

的病因，尽管不是作为主要病因。比如，里斯和同事（Rees et al., 2014）认为，在治疗慢性肌腱末端病时，研究人员和执业医生应该更加重视综合性抗炎策略。（阅读第6章和第7章，可以了解到关于肌腱损伤的更多内容，其中讨论了几种常见的肌腱末端病的治疗方法。）

肌 肉

肌肉组织是由一种排列紧密、称为肌原纤维的收缩蛋白构成的。肌原纤维可以缩短，从而引发肌肉收缩。这种收缩力传递到肌－腱（和周围的筋膜层），牵拉骨骼，产生运动。

肌肉主要分为3种类型：平滑肌、心肌和骨骼肌。在此，我们主要讨论骨骼肌。骨骼肌通过肌腱（和筋膜）与骨骼相连，起到牵引或稳定的作用。骨骼肌可随人的意志收缩，因此有时称为随意肌。骨骼肌组织由单独的肌纤维组成，每根肌纤维都包裹在称为肌内膜的结缔组织层中。成束的纤维称为肌束，由第二层称为肌束膜的结缔组织捆扎在一起。最后，第三层肌外膜（属于整个深筋膜网络的一部分）的结缔组织把肌束聚集在一起。围绕整个肌肉的肌外膜汇聚于肌腹的两端，形成肌腱，肌腱通过骨膜附着于骨骼（图2.6）。

骨骼肌损伤类型有多种，例如断裂或撕裂这样的急性创伤，再如运动过量或超负荷运动导致的慢性损伤。轻微损伤后骨骼肌具有再生能力。然而即使是轻微拉伤，也会有愈合不良的情况，组织容易受到二次损伤。根据加格和其同事（Garg et al., 2015, p.2）的观点：

"影响肌肉损伤后良好愈合的主要障碍是纤维化。纤维化的医学定义为一种细

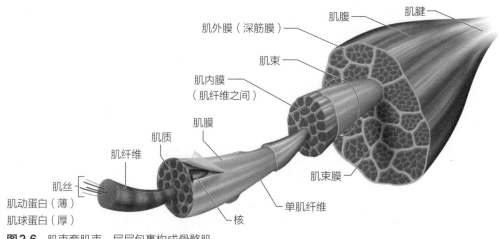

图2.6 肌束套肌束，层层包裹构成骨骼肌

胞外基质异常、不可吸收的慢性过度增生。纤维化会干扰肌肉再生，导致肌肉丧失功能，改变组织环境，增加二次损伤的风险。"

运动按摩手法可辅助缓解受伤骨骼肌功能失调，减轻纤维化。克里斯蒂娜·沃特斯·班克博士［同时也是一名运动防护师（ATC）］及其同事发表（Waters-Banker et al., 2014, p266）的论文中指出：

"按摩可以缩短炎症发展过程，加速康复，并能缓解肌肉损伤的疼痛感。在这篇假设性的论文中，我们将力学传导的概念与按摩相结合，希望能发现有益的机制。通过改变与炎症过程有关的信号通路，按摩可能会减少继发性损伤、神经过敏和防止神经纤维侧支生长，促进损伤修复，减轻或预防疼痛。"

神 经

为方便讨论和研究，通常把神经系统分为中枢神经系统（脑和脊髓神经）和周围神经系统（peripheral nervous system, PNS），即中枢神经系统以外的神经。

通常，周围神经是由几组神经纤维组成的（图2.7）。最深层神经纤维（轴突）实际上是一束神经原纤维，周围是一层疏松的结缔组织，称为神经内膜。这些轴突聚集成束，包裹在神经束膜这种结缔组织中。神经束最表层被称为神经外膜的致密结缔组织包裹，内含供给神经营养的血管和淋巴管。

根据传递神经冲动的方向不同，周围神经分为3类。

1. 传入（感觉）神经。通过感觉神经元，将信号传递到中枢神经系统，例如来自皮肤的机械感受器或来自肌腹、肌腱等位置的其他本体感受器。

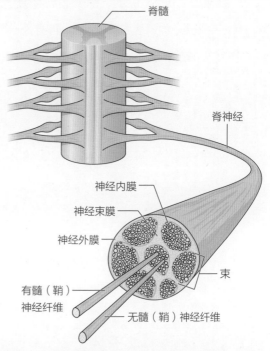

脊髓

脊神经

神经内膜

神经束膜

神经外膜

有髓（鞘）神经纤维

束

无髓（鞘）神经纤维

图2.7 与骨骼肌相似，神经轴突被结缔组织（神经内膜）包裹，成群的轴突被结缔组织（神经束膜）汇集成束，成群的束被结缔组织（神经外膜）再汇集，形成神经纤维

2. 传出（运动）神经。传出（运动）神经通过运动神经元与中枢神经系统的靶肌肉和腺体相联系。

3. 混合神经。混合神经包含传入和传出轴突，因此在同一束中，混合神经既传导传入的感觉信息，又传导传出的运动冲动。

神经容易遭受压力过大性损伤（碾压、压迫和卡压、重复应力），也会因切割、撕裂、过度拉伸而造成损伤。在许多情况下，运动按摩可作为整体治疗慢性神经卡压综合征（如腕管综合征和胸廓出口综合征）的有效辅助手段。

小　结

本章回顾并定义了人体软组织的主要类型。简要概述胶原蛋白、筋膜、韧带、肌腱、肌肉和神经的结构和功能，对有意进修的运动按摩从业者大有裨益。想要深入研究这些组织，可参考阅读詹姆斯・瓦特金斯的《肌肉骨骼系统的结构与功能（第2版）》（*Structure and Function of the Musculoskeletal System, Second Edition*）与布莱恩・麦金托什、菲利普・加德纳和艾伦・麦科玛斯合著的《骨骼肌：构造与功能（第2版）》（*Skeletal Muscle: Form and Function, Second Edition*）。

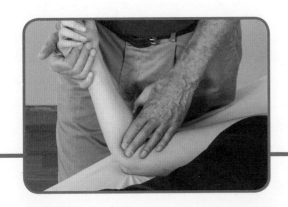

第3章

评估原则

准确评估对软组织损伤的合理治疗至关重要。评估过程的目的在于找出引发疼痛的部位。虽然按摩治疗师并不具备诊断病情或损伤的法定行医资格，但该职业的执业范围包涵了评估病情的义务，以确定按摩疗法是否适合病情，或者判断患者是否需要转诊给其他医生。本章为有一定经验的按摩治疗师提供了详细的评估回顾，同时也为诸多在前期培训中可能没有学习过评估模块的按摩治疗师提供评估的原则。

HOPS评估法

全面评估有4个步骤，英文简写为HOPS：病史（history）、观察（observation）、触诊检查（palpation）和特殊检查（special tests）。表3.1提供了HOPS中每一个步骤的信息类型示例，但这绝不是一份全面的清单。HOPS评估流程为从业者提供的是一个系统化、可重复使用的损伤评估方法。

表3.1　HOPS评估总结

询问详细病史（主观发现）	可以直接看到、听到或感觉到的临床表现（客观发现）	触诊检查（佐证客观发现）	特殊检查
• 考虑可能性最大的损伤 • 准确提出问题 • 考虑牵涉痛	• 肿胀或萎缩 • 颜色异常（青紫、发红、苍白） • 体态姿势异常 • 步态改变 • 面部表情	• 热或冷 • 捻发音或研磨声 • 压痛点 • 肌肉痉挛	• 关节活动范围 • 肌肉力量和功能 • 主动、被动和抗阻运动

病史

患者所提供的准确病史，对制订合理治疗策略至关重要。从业者可从病史获悉某些疾病的典型发病模式和症状。比如，一个运动员自述膝关节受伤时，听到膝关节有"啪"的一声，接着关节错位了。这种描述是半月板或韧带损伤的典型特征，或两者兼具。

分析完整病史要从推理受伤过程开始，通过这个推理过程最终得出一个合理假设，即受伤的可能是什么部位，以及此部位是否能接受按摩疗法。从病史中获得的信息对HOPS评估的每一步都有莫大帮助。

病史应包括但不限于以下信息。

收集受伤背景信息

- 时间、地点、受伤经过
- 是否有既往损伤史或该身体部位是否有其他问题
- 是否听到什么声音（例如，爆裂音、研磨声）
- 是否有什么感觉（例如，听到咔嗒声、烧灼、关节错位、麻木）

收集主诉信息

- 今天有哪些症状或不适
- 今天让人最不适的症状是什么
- 受伤时的症状是什么
- 今天的疼痛（例如，钝痛、锐痛、灼痛、跳痛）程度如何
- 如何给今天的疼痛在0~10分量表上打分
- 是什么加重了症状
- 是什么缓解了症状

收集既往诊疗信息

从业者了解患者以往的诊断、接受的治疗及其结果，有助于制订治疗策略，增加患者的治愈机会。

- 是否有既往诊断。如果有，是谁做出的诊断，诊断结果如何
- 是否接受过治疗。如果有，做了哪些治疗，由谁做的
- 治疗结果如何

观察

视诊通常仅限于从业者能看到、感觉到或听到的内容，而不是患者的主观陈述。如果可以，以某种方式量化这些发现对于记录结果极具价值。例如，踝关节肿胀程度可分

为轻度、中度或重度，如果可以测量踝部周长（与健侧相比）则更理想。治疗后，可记录该部位的数值变化以评估治疗效果。观察过程中，需检查以下各项。

- 肿胀或萎缩
- 颜色异常（青紫、发红、苍白）
- 体位问题（如无痛位置、是否需要支撑、保护性姿势）
- 步态改变（如跛行）
- 热或冷（需注意因冷热导致的皮肤颜色变化）
- 捻发音或研磨声
- 可能表示疼痛的面部表情

触诊检查

触诊检查以既往病史和观察结果为引导，先在健侧进行触诊（以获得正常状态基准），然后在患侧小心触诊。

HOPS评估中，触诊检查是分别使用手指或手背来帮助从业者评估患者的软组织情况。触诊是为了辨别受伤部位的质感，按摩治疗师应特别注意前期观察到的现象，如肿胀、温度变化、肌肉痉挛、捻发音和明显压痛点。触诊也可测试关节被动活动范围，获得关节运动质感（例如，海绵状、有弹性等）。在随后的评估过程里，触诊在确定按摩部位与其他理疗手段（如拉伸）中起到重要作用。

特殊检查

一般情况下，特殊检查需检查评估主动、被动关节的活动范围和肌肉活力。准确评价的目的在于找出引起疼痛的结构。这要通过对可疑组织施加压力等各种测试才能完成。健康组织不会出现疼痛或无力，而受伤组织在压力测试下疼痛感会加重或组织无力，或两者兼具。

主动、被动和抗阻运动评估

测试主动、被动和抗阻运动的评估方案目的在于甄别引起患者疼痛的软组织。表3.2总结了这些评估以及每种评估的潜在结果，并对其进行了详细说明。同所有检查一样，评估首先从健侧开始，然后才是患侧最接近疼痛症状的关节处。根据初步检查结果，可能还需要再进行更全面的检查，尤其是疑似牵涉痛时，要排除疑似关节以上或以下的损伤。

从运动按摩的角度来看，评估主要涉及两类软组织：收缩性软组织和非收缩性软组

表3.2 关节运动评估概要

主动运动	被动运动	抗阻（等长）运动
• 测试关节周围所有的部位 • 作为一个"大概"测试，确定哪个关节有问题 • 在没有按摩治疗师协助的情况下，由患者执行 **结果** • 疼痛：测试关节即疼痛病因 • 无痛：其他结构来源的牵涉痛	• 测试非收缩性软组织（韧带、神经、关节囊和滑囊） • 在没有患者协助的情况下，由按摩治疗师进行 • 评估非收缩性软组织，不涉及收缩性软组织 • 检查疼痛、受限和末端感觉 **结果** • 疼痛：测试的软组织存在损伤 • 无痛：正常 • 末端感觉异常：见末端感觉类别	• 测试收缩性软组织（肌肉、肌腱和相关筋膜束） • 在不对关节或关节周围的非收缩性软组织施加压力的情况下，进行强等长收缩，对肌肉和肌腱纤维施加负荷 • 专门对可疑关节处的组织进行评估 • 检查疼痛或无力，或两者兼具 **结果** • 疼痛：测试的软组织存在损伤 • 无痛性无力：神经传导问题 • 无痛且有力：正常

源自：J. H. Cynax and P. J. *Cynax, Cynax's Illustrated Manual of Orthopaedic Medicine* (Oxford, OK: Butterworths, 1983), and other sources.

织（也称为惰性软组织）。主动、被动和抗阻运动测试以不同的方式涵盖这些组织，以帮助缩小引起症状的病因范围。

收缩性软组织

收缩性软组织分为肌肉、肌腱和相关筋膜束。在主动运动范围测试和抗阻（等长）肌肉测试期间，对肌-腱功能单位进行整体评估。这些测试对肌肉和肌腱纤维施加压力，同时尽量减少对其他结构的压力。出现疼痛感加重或无力感，或两者均有，皆视作阳性反应，表明受测试的肌-腱功能单位存在肌肉拉伤或肌腱问题。本书中的按摩手法对收缩性软组织损伤有良好的缓解效果。

非收缩性软组织

非收缩性软组织分为韧带、神经、关节囊和滑囊。在主动运动范围测试过程中，从业者会对这些软组织进行全面评估。具体而言，就是在不涉及收缩性软组织的情况下，运用被动运动来测试非收缩性软组织的完好性。其结果若呈阳性，则说明非收缩性软组织中有一个或多个软组织是引起疼痛的病变部位。特定按摩手法（如深层横向摩擦）对韧带扭伤具有很好的疗效。出现神经卡压时，运动按摩对松解造成卡压的软组织也非常有效。而大部分情况下，关节囊和滑囊损伤却不能直接采用运动按摩。

以下评估手段通常可以帮助从业者决定哪些结构需要更详细的触诊检查。所有评估手段都首先要在健侧进行，以记录其正常运动的基线，并有助于减轻患者对患侧测试时可能产生疼痛的恐惧感。

主动运动评估

　　主动运动评估需要测试关节周围的所有组织结构。这是一个大体测试，以帮助从业者确定是否找到准确患处。主动运动，顾名思义，即患者在无按摩治疗师帮助的情况下进行主动运动。主动运动用于比较和记录健侧和患侧之间的关节活动范围和运动质量。健侧的主动运动应该在受试关节的正常范围内，且运动时应该是轻松流畅的。观察并记录患侧的主动运动，注意关节活动范围的任何受限、出现运动困难或者发生主动代偿运动的部位以及患者感觉疼痛的位置。

　　例如，当运动员诉说肩痛时，可以通过主动运动来评估肩关节复合体，尤其是肩袖。图3.1~图3.4展示了肩关节的主动前屈、后伸、外展、内收、外旋、内旋、水平外展和水平内收。从业者指导患者进行这些动作时，要从健侧开始，了解并记录患者正常动作的质量和幅度。当记录患侧的主动运动时，使用健侧的数据做对比。尤其注意，除了疼痛病变外，患侧活动范围受限可能是由其他各种问题引起的，包括但不限于：组织肥大、张力大、无力、软组织瘢痕、患者害怕主动运动或神经损伤影响肌肉收缩。

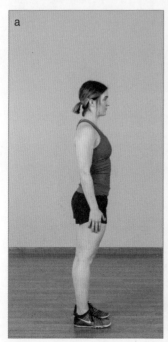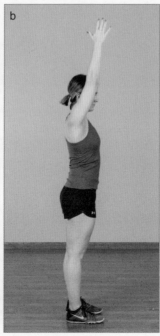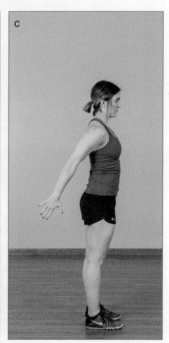

图3.1 正常肩胛带的主动运动范围：a. 中立位；b. 前屈位；c. 后伸位

图3.2 正常肩胛带主动活动范围：a. 中立位；b. 外展位；c. 内收位

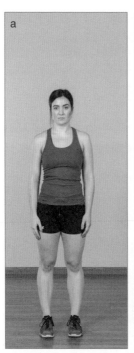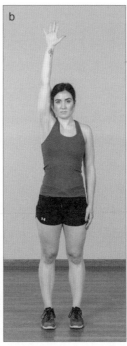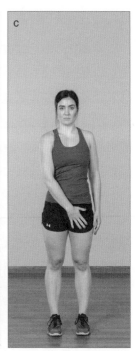

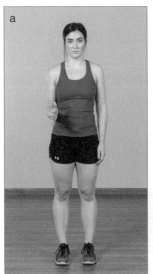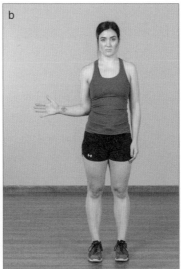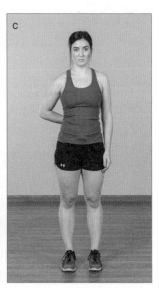

图3.3 正常肩胛带主动运动活动范围：a. 中立位；b. 外旋位；c. 内旋位

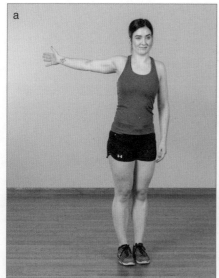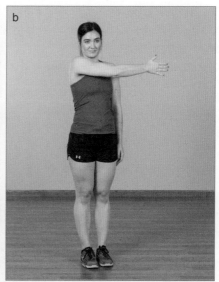

图3.4 正常肩胛带主动运动活动范围：a.水平外展位；b.水平内收位

如果主动运动测试证明，患者所说的疼痛部位完全没有疼痛，通常这表明疼痛来源于别处，要考虑牵涉痛。有时，主动运动评估无痛，然而进一步测试可能会诱发疼痛，尤其是损伤发生在收缩性软组织上时。这是因为主动运动所需的力量通常比后续特定测试所需的力量更小，这些后续特定测试需要募集更多的肌纤维并涉及足以产生症状的损伤区域。

被动运动评估

被动运动评估由按摩治疗师实施，患者不予协助。正常的被动运动范围通常大于主动运动范围。被动运动测试同样需要进行健侧和患侧的对比。对于主诉肩痛的患者，从业者重复进行与主动运动测试相同的一组运动测试，并且让患者不要帮忙，以便获得无痛被动运动的质量和范围的准确数据。健侧关节的被动运动应该在该关节的正常活动范围内，且运动时应该是轻松流畅的。观察并记录患侧的被动运动，注意关节活动范围的任何受限、出现运动困难或者发生主动代偿运动的部位以及患者感觉疼痛的任何部位。图3.5展示了一些被动运动评估。

被动运动用于评估非收缩性软组织，不涉及收缩性软组织。在被动运动测试过程中，如果疼痛感加重，但在下一步抗阻运动测试过程中却未出现疼痛感加重，这通常表明非收缩性软组织受损。然而也需要注意，在被动运动范围末端附近，可能拉伸了损伤的收缩性软组织或将其挤压到骨骼而引起疼痛。

图3.5 肩关节复合体的选择性被动运动评估：a. 前屈；b. 后伸；c. 外旋；d. 内旋

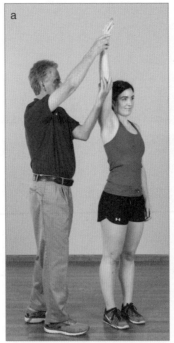
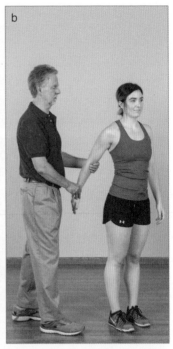
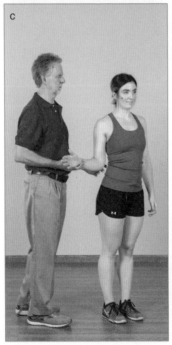
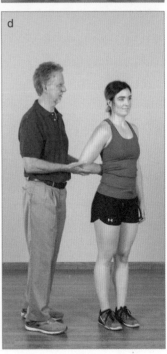

手动抗阻运动评估

抗阻运动专门用于评估收缩性软组织（肌肉、肌腱和相关筋膜束）。这种评估要求按摩治疗师维持关节处于中立位以避免对关节周围的非收缩性软组织施加压力，然后患者进行强烈的等长收缩，有针对性地使肌-腱功能单位产生负荷。

发现无力或疼痛感加重（因为患者本身已有疼痛感），即为阳性结果，这表明肌肉拉伤或肌腱病变，或两者兼有。此时要进行手动抗阻测试，以正确评估关节周围的收缩性软组织，请按照以下步骤进行。

1. 定位肢体，使关节处于中立位。在关节活动范围末端附近，进行手动抗阻测试也会对非收缩性软组织造成压力，进而无法提供明确结果。正确定位可以分离出被测试的特定肌-腱功能单位。

2. 当对所测试的肌肉进行等长收缩测试时，测试者提供相应的抵抗力，逐渐发力直至肌肉完全收缩。接下来继续以肩关节评估为例。如果关节活动范围测试显示肩袖有损伤，手动抗阻测试将用于辨别和评估4块肩袖肌的受损情况。为了测试冈上肌（最常受伤的肩袖肌），从业者先将患者的手臂悬于身体一侧，在肘部稳住手臂，嘱患者缓慢尝试外展，同时给予相应的阻力以防止手臂移动（图3.6）。此时，应出现以下结果之一。

   a. 如果受测试的肌肉有力且无疼痛感，则无明显损伤，继续测试其他疑似肌群。此外，即使测试没有发现明显损伤，在进行触诊评估时也可能发现亚临床问题。

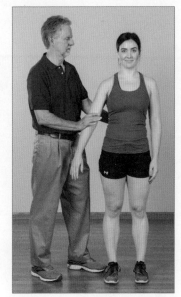

图3.6 冈上肌的手动抗阻测试

   b. 如果受检者反馈疼痛感加剧，则停止检查，病变可能位于肌肉或肌腱中。在这些检查过程中可能会出现其他疼痛症状，这些额外症状表明可能存在与主诉症状相关的其他问题。记录这些问题并继续对主诉症状进行测试。

   c. 如果肌肉无力但无疼痛感，可能存在神经传导问题，应由专业医生进行评估。

3. 如果检查导致疼痛感加重，则应开始对受试肌-腱功能单位进行触诊评估，以明确损伤部位，利用患者反馈的疼痛情况和软组织评估情况来指导检查。通常病变确切位置的疼痛感最明显。

要意识到运动损伤通常同时涉及收缩性和非收缩性软组织，这一点很重要。如果被动运动测试和抗阻运动测试均出现疼痛感加重，则可能是非收缩性软组织和收缩性软组织均受到损伤。当然，这也有可能意味着非收缩性软组织是正常的，但因收缩性软组织肿胀和炎症，在被动测试过程中非收缩性软组织受到挤压，故而被动运动测试和抗阻运动测试均为阳性。

附加测试

初步运动评估完成后，进行额外的、更具体的骨科检查以进一步精确定位损伤位置，是非常有必要的。这些检查尤其侧重于受试关节，可以分为骨科检查、神经测试及末端感觉评估。

骨科检查

骨科检查用于测试特定的肌肉骨骼问题。针对身体特定区域和不同组织类型要采取不同形式的骨科检查。测试本身并不能证实最终结果，相反，必须结合病史、观察情况和其他评估结果来综合判断，这样才能全面了解损伤的性质。尤其注意，单一的阳性测试结果并不一定表明有特定的问题，单一的阴性测试结果也不一定能排除问题。（特定骨科检查部分的学习内容会在后续特定损伤问题的章节中阐述。）

神经测试

已有多种专门的神经测试方法用于评估周围神经沿其走行路径的滑动能力，以及测试软组织结构可能造成的神经压迫。其阳性结果表现为神经症状再现。然而，单一的阳性测试结果不一定表示有特定问题，单一的阴性测试结果也不一定就能排除该问题。（相关神经测试的操作方法会在后续特定损伤问题的章节中阐述。）

末端感觉评估

所谓的末端感觉评估是指，在被动运动结束时或接近结束时，施加轻度超负荷压力来评估运动质量（尤其是在关节活动范围末端）。身体每个关节都有正常的末端感觉。末端感觉异常，或关节活动范围中不该出现末端感觉的位置出现感觉异常时，意味着有损伤或病变。从业者对末端感觉的评估能力，通常随着实践和经验的积累而提高。

英国整形外科医生詹姆·西里亚克斯（James Cyriax）首先提出末端感觉的理念，此后相继有专家描述了不同类型的末端感觉。西里亚克斯认为："末端感觉评估的意义在于，比较其与正常关节末端感觉的一致程度或差异程度。不同类型的末端感觉意味着不同的损伤。"（Cyriax and Cyriax, 1983, p.8）以下是末端感觉的常见示例。

- 泥泞感：这是一种因关节积液或水肿而出现的柔软糊状的感觉，表明患处有急性肿胀和炎症。例如，中重度踝关节内翻扭伤。

- 骨骼感：两根骨头相互接触时，会有硬碰硬的感觉。肘关节伸展是体现正常的骨骼感的绝佳示例。如果肘关节伸展的末端感觉不是硬碰硬的感觉，则视为此部位不正常。

- 关节囊感（其延伸包括韧带感）：关节囊感通常被描述为"坚硬但有韧性"的动作停止感觉。当关节囊是运动范围末端的主要限制部位时，则会出现正常的关节囊末端感觉，例如肩关节外旋。

- 无末端感：是指因患者感到剧痛或害怕疼痛，从业者停止检查而无法完成末端感觉测试，这种情况下，运动过程没有物理限制，但患者会刻意阻止关节进行全范围运动。例如，肩关节撞击综合征，在正常末端感觉出现之前，软组织会提前产生疼痛。

- 肌肉拉伸感：运动在组织达到其拉伸终点时停止，这种感觉类似拉伸自行车内胎，有橡胶样弹性感。这种末端感觉的一个很好例子是，当膝关节保持伸直位屈髋时，运动受腘绳肌牵拉而停止。腘绳肌紧张的患者此时会有正常的末端感觉，但髋关节活动范围变小。这种情况表明存在需要治疗的问题。

- 软组织对合感：当两个组织块（肌肉、脂肪）相互挤压时，运动会停止，例如在膝关节屈曲时小腿肌肉挤压腘绳肌。

- 痉挛感：运动在小于正常活动范围处突然停止，并伴有疼痛感或预感疼痛，痉挛是一种回弹性末端感觉，是肌肉的自我保护反应。

- 弹力块感：运动不正常停止，伴有弹跳感，就像压缩弹簧一样。这表明可能有组织剥离，妨碍了运动。当一块游离的软骨或撕裂的半月板限制了膝关节伸直时，在膝关节中通常会有这种感觉。

致伤因素

慢性运动损伤的特征在于存在许多无法完全解决的病因。这些长期存在的致伤因素可以在了解病史中得以发现，并在评估过程中和评估之后，通过与患者交谈和观察以进行更深入的探究。这些因素大致可分为训练因素、生物力学因素和装备相关因素。

训练因素

可能造成运动员主诉症状的训练因素包括以下活动。

- 增加里程（如跑步、骑自行车、游泳）
- 过度的山地跑
- 不当的拉伸和热身
- 坡英特（Point，芭蕾动作，脚尖点地）

生物力学因素

该类别涉及运动员的身体构成，可能包括由以下生物力学特征导致的代偿模式。

- 过度内翻
- 腘绳肌紧张或无力
- 骨盆倾斜
- 头部前倾姿势
- 跳跃运动中不当的着地技巧
- 游泳划水动作欠佳

装备相关因素

运动员在运动中使用的装备可能会导致损伤。按摩治疗师需要具备广泛的知识基础，才能跟运动员充分探讨这类病情，知道何种条件下将运动员推荐给装备专家。以下是该类别中需要考虑的因素。

- 所用鞋的状况
- 自行车的配置，比如座位高度和车把位置
- 在不理想的地面上进行有氧舞蹈
- 在混凝土、柏油马路、泥泞道路上跑步

小　结

从业者准确评估运动员主诉症状原因的能力，是影响治疗成功的关键因素。本章为软组织损伤的全面评估提供了一个框架，并给出了可能阻碍损伤恢复的致伤因素。这些评估方案在第5章中有详细阐述。

第2部分

损伤与修复概述

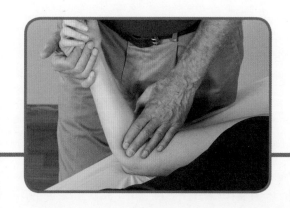

第4章

软组织损伤与修复

按摩治疗师主要采用保养按摩来预防损伤，即按摩的目的是帮助运动员在常规训练周期中快速康复，提前解决可能导致过度使用性损伤的身体问题。此外，他们还经常应患者要求，定期评估和治疗软组织损伤或疼痛问题。虽然他们在法律上没有获得医学诊断的资质，但评估损伤并进行治疗仍属于他们的工作范畴。

本章对急性和慢性软组织损伤进行了回顾，讨论了软组织损伤的等级分类，总结了软组织损伤后愈合的3个阶段。此外，还对急性损伤治疗的RICE（rest-休息、ice-冰敷、compression-压迫、elevation-抬高）疗法进行了概述，探讨了引发慢性损伤的原因以及神经卡压损伤出现的潜在原因。（第5章会详细讨论针对以上损伤治疗的运动按摩手法。）

急性损伤

急性损伤是指突然发生、组织负荷过重的损伤。最常见的急性损伤是外踝扭伤（图4.1）。其他急性损伤的例子还有很多，如肌肉拉伤、骨折和关节脱位。

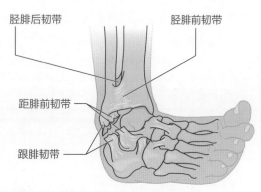

胫腓后韧带　　　　胫腓前韧带

距腓前韧带

跟腓韧带

图4.1 外踝扭伤

急性损伤类型

所有的急性软组织损伤，无论是直接打击，还是过度拉伸或撕裂，都会导致相似的组织病理改变。急性软组织损伤分为原发性和继发性两类。

原发性损伤

原发性损伤是突发事件（大的创伤）导致的组织损伤、组织坏死、血管和毛细血管破裂出血及血肿（组织碎片和血液聚集块）形成。多年来，人们普遍认为RICE疗法可以大幅降低继发性损伤的严重程度，因此一直将RICE疗法直接应用于原发性损伤的标准治疗方案。而最近，许多专家和从业者对此方案提出了质疑，其中的争议将在本章进行非常详细的讨论。

继发性损伤

继发性损伤是坏死组织增加使原有血肿扩大所致，而非由原发性损伤直接引起。在急性损伤炎症期，肿胀使血流减少，引起缺血、缺氧、代谢废物清除障碍。对于继发性损伤，大多数治疗方案中仍然使用RICE疗法来控制炎症和肿胀。冰敷可降低损伤部位附近健康组织的代谢需求，从而减少继发性组织损伤和坏死。传统观念认为，炎症和肿胀若不加以控制，继发性损伤可能会比原发性损伤更严重。

急性损伤因素

虽然急性损伤通常是在没有预兆的情况下发生的，但往往存在诱因，如肌肉疲劳、肌肉不平衡或其他训练因素（调整这些因素本可以预防急性损伤的发生）。例如，肌肉拉伤常是肌肉疲劳所致。疲劳的腘绳肌收缩之后其放松过程会变慢，而股四头肌在步态的摆动相和支撑相时强烈收缩，其力量会超过腘绳肌，导致腘绳肌拉伤。调整训练计划有助于使腘绳肌与股四头肌获得足够的耐力，并且在两者间形成适当的强度比，以减少运动员腘绳肌急性拉伤的可能性，这是一个有效的预防措施。

引发急性损伤的因素主要有4个。按摩治疗师在训练周期中与运动员探讨并使其明确这些因素至关重要。关注这4个可控因素有助于降低急性损伤发生的概率。

1. 运动时间过长或运动强度过大，或两者兼有。这使得肌肉、肌腱和韧带无法适应运动负荷。

2. 肌肉、肌腱和韧带力量不足。肌肉力量增加速度快，而肌腱和韧带供血较少，力量增加较慢，因此它们在运动项目的早期阶段更容易受伤。

扭伤 vs 拉伤

扭伤和拉伤都属于急性损伤，因意外事故、跌倒或过度劳累而突然发生。虽然这些术语通常被人混用，但实际不可互换。

扭伤是韧带（连接骨与骨）的损伤。由于韧带连接着关节，所以一旦扭伤通常会伤及韧带和关节的其他结构。扭伤经常伴随着一个或多个横跨关节的肌-腱功能单位的拉伤。拉伤是肌肉或肌腱的损伤。运动员说肌肉"被拉到了"，就是指肌肉拉伤。

扭伤和拉伤根据其严重程度分类如下。

1级（轻度）扭伤或拉伤

肌纤维被拉伸，极少的肌纤维撕裂。关节稳定，无功能丧失。有轻、中度疼痛，部分肿胀。

2级（中度）扭伤或拉伤

通常有50%的肌纤维撕裂，有些书将有1%~99%的肌纤维撕裂归类为二级（中度）扭伤或拉伤。二级扭伤会造成部分关节不稳定，丧失全部功能。常需用外固定夹板，伴有中、重度疼痛，组织肿胀。

3级（重度）扭伤或拉伤

一个或多个结构中的所有肌纤维均已撕裂（例如，在外踝扭伤中，韧带断裂伴有腓骨短肌腱断裂）。受累关节完全不稳定，丧失功能。常立即出现剧烈疼痛和明显肿胀。受伤时，运动员会听到患处发出绷断声或爆裂声。3级（重度）扭伤或拉伤必须由经过培训的医务人员立即处理。

3. **支撑不足。**缺乏减震和肌肉骨骼系统支撑不足，会使肌肉、肌腱和韧带承受过度的张力。穿戴与运动场地相适应的防护装备和鞋子，有助于预防撞击和支撑不足的相关损伤。

4. **生物力学问题。**运动员的独特身体结构可能会对特定的肌肉、肌腱、韧带和关节产生过度的压力。把存在生物力学失衡问题的运动员转诊至运动医学专业人员处进行治疗或矫正，帮助会更大。

急性损伤治疗

所有肌肉、肌腱和韧带的急性损伤，即使是轻微损伤，也应及时解决，以防发生进一步损伤。这有助于减少脱离训练和比赛的时间，避免急性损伤变成慢性损伤。

急性损伤的紧急救治

使用RICE疗法治疗急性损伤是健康和健身行业中公认的做法。虽未有直接研究证明，但人们普遍认为使用RICE疗法可最大限度减少肿胀和缺血性组织损伤，从而减轻血肿和继发性损伤的严重程度。传统观念认为，受伤后应尽快用RICE疗法，越早应用冰敷和压迫，就能越有效地减少继发性损伤。

通常立即用冰块压迫患处10～15分钟，之后每60～90分钟冰敷一次，有助于控制炎症反应，减轻肿胀，限制继发性损伤的扩散，缓解疼痛；抬高受伤部位，利用重力减少关节周边血流，有助于控制肿胀，促进愈合加快；放松受伤部位，进行适当按摩，有助于防止不牢固的、无弹性的、疼痛的瘢痕组织发展，确保受损组织愈合良好，可以减少对后继运动成绩的不利影响。炎症过程充分发展24小时后，重新评估该损伤部位，并在开始按摩前将所有2、3级损伤患者转诊给运动医学专业人员，进行进一步评估和治疗。

冷冻疗法

运动员和运动按摩从业者使用冰敷或冷冻疗法，来缓解疼痛和控制急、慢性损伤炎症的传统由来已久。业内人士普遍认为炎症是愈合过程的必经之路，但过度或长期炎症可能又会延迟甚至阻碍愈合。冷冻疗法传统上用于限制炎症、控制肿胀、减轻疼痛，但不能消除炎症。

肯内特·奈特（Kenneth Knight）博士（同时也是一名运动防护师）于1995年出版了《冷冻疗法在运动损伤治疗中的应用》（*Cryotherapy in Sport Injury Management*）一书，很快成为从业者的冷冻疗法应用宝典。此后，他为运动防护师撰写了几本教科书，其中包括2013年与戴维·O.德雷珀（David O. Draper）共同出版的《治疗方法：艺术和科学（第2版）》（*Therapeutic Modalities: The Art and Science, Second Edition*）。这些书对产生急性、亚急性和慢性损伤时如何正确使用冷冻疗法，进行了广泛讨论。

近年来，出现了一些反对冷冻疗法的声音，他们认为有充分研究证明冷冻疗法会延迟急性损伤的愈合。医学博士加布·米尔金（Gabe Mirkin）是持反对意见的专家之一，他与马歇尔·霍夫曼（Marshall Hoffman）在1978年共同出版了《运动疗法手册》（*The Sports Medicine Book*）一书。书中，米尔金因创造了缩写词"RICE"而名声大噪。但在2015年米尔金对RICE疗法，尤其是用冰来控制炎症的假设，进行了再次思考。

米尔金博士提到了一篇2004年的综述，其中包含22项研究，认为几乎没有证据表明冰敷和压迫能促使愈合速度加快。研究者们的结论如下：

> "几乎没有证据表明冰敷有任何显著效果，但这一结论仅限于对医院住院患者的治疗中。很少有研究评估冰敷对治疗闭合性软组织损伤的有效性，也没有证据表明哪种是最佳治疗模式或最佳的治疗持续时间是多久。"（Bleakley, McDonough, MacAuley, 2004, p.220）

值得注意的是，在此综述中并未发现冰敷和压迫会延迟愈合的证据。

另两位著名的急性损伤无冰疗法的支持者：加里·赖因（Gary Reinl）著有《冷冻！幻象治疗》（*Iced! The Illusionary Treatment Option*, 2014）；乔希·斯通（Josh Stone）［运动防护师，体能训练专家（CSCS）］在博客上发表了大量用冷冻的方法治疗急性损伤危害的文章。这两位作者均提供了充分的研究以支持他们的结论。

反对者认为，虽然冰敷可以缓解一些疼痛，但也因为冰敷打断了炎症的反应过程、干扰了损伤部位水肿的消除、阻碍或减缓了胰岛素样生长因子（IGF-1）的释放，导致愈合延迟。胰岛素样生长因子可刺激细胞生长和增殖，抑制细胞凋亡。

2011年的一项动物实验，研究了冷冻疗法对骨骼肌在挤压损伤后愈合的影响（Takagi et al., 2011）。在实验诱导损伤后，立即将实验大鼠随机分为无冰敷组和冰敷组。冰敷组用碎冰袋冷敷20分钟。然后，研究者通过显微镜观察，从生理学角度分析了损伤后12小时、损伤后连续7天、第14天和第28天时损伤肌肉的愈合过程。研究结果表明："在损伤后立即进行冰敷，不仅大大延迟了肌肉再生，而且导致肌肉再生受损以及过多的胶原沉积。"（Takagi et al., 2011, p.388）其结论为：损伤后立即进行冷冻疗法对肌肉愈合有短期和长期的负面影响。这表明冰敷20分钟所提供的暂时性疼痛缓解可能对肌肉的愈合过程产生了不利影响，使肌肉力量减弱、肌肉组织纤维化。

另一项独立研究也表明，在愈合过程中，冰敷可能产生纤维化（Shibaguchi et al., 2016）。研究人员对受伤的大鼠进行20分钟冰敷，然后在接下来的14天中，每隔一天对实验组进行热敷（约42摄氏度，持续30分钟）。他们发现，与未损伤对照组相比，热敷组大鼠的肌肉质量、蛋白质含量和肌纤维大小的恢复程度更好，而在冰敷组中，纤维化现象增加。这些研究结果表明，在急性损伤中使用热疗以促进损伤骨骼肌完全愈合，反而可能是一个可行的措施，这在以前是不可想象的。

当有冰与无冰疗法的争论还在持续的时候，从业者已经开始使用几种替代措施（如RICE疗法的改良版），以促进急性损伤得到更有效的恢复。

POLICE　布利克利及其同事（Bleakley et al., 2012）提出了POLICE法，即保护（protection）、最优治疗方式（optimal loading）、冰敷（ice）、按压（compression）和抬高（elevation）。请看以下这段话：

"POLICE法……不是单纯的公式，而是提醒临床医生在急性软组织损伤处理中
进行多方位思考，并寻求安全有效的治疗新策略。最优治疗方式是各种物理疗
法的总称，包括目前广泛应用的手法治疗技术。实际上，该术语还包括按摩在

内的手法治疗技术，以最大限度地提高物理疗法的效果……POLICE不仅仅是指导治疗的一个缩写，还是激发新研究领域的刺激点。重要的是，这项研究对冰敷在急性损伤处理中所起的作用进行了更严谨的思考。目前，冷诱导镇痛、按压和抬高提供的保护和支持，足以将ICE原则予以保留。"（Bleakley et al., 2012, p.220）

MEAT MEAT疗法，即运动（movement）、锻炼（exercise）、镇痛（analgesia）和治疗（treatment），已成为治疗急性软组织损伤，尤其是肌腱和韧带损伤的有别于RICE疗法的替代疗法。个中缘由在于早期运动和适当的锻炼比静卧更有利于损伤恢复。巴克沃尔特（Buckwalter, 1995）曾提出控制性早期恢复活动以促进韧带和肌腱功能恢复的重要性。

2002年，有研究者对21项研究进行了系统综述，把急性外踝扭伤的静态治疗与功能性治疗的结果进行了比较并得出以下结论：

"相比静态治疗，功能性治疗似乎更有利于急性踝关节扭伤恢复。然而，还是要更谨慎地看待这些结果，因为排除低质量实验后，大多数实验的差异性并不显著。许多实验报告质量较低，对功能性治疗的评价存在差异。"（Kerkhoffs et al., 2002, p.2）

当医生、运动医学从业者、研究人员继续探索这些问题时，还需要切记一点——虽然这些方法各有利弊，但对比这些干预措施的研究质量还有待改进。然而，在这个争论点上，可以认为RICE原则中的冷冻疗法是不合理的建议，同时运动疗法优于静养。按摩治疗师面临的一大挑战是要理解不用冰敷的原因，并帮助运动员，尤其是那些长期使用冰敷进行恢复的运动员，也了解这一点。

慢性损伤

肌肉、肌腱和韧带的慢性损伤可能是急性损伤愈合不良的结果，也可能是过度使用（反复微损伤）所致。根据舒尔茨（Shultz）及其同事的说法："慢性损伤通常发生在身体休息或恢复不充分、肌肉或身体部位过度疲劳、某个部位反复过载或两个部位之间反复摩擦之后"。（Shultz, Houglum & Perring, 2005, p.7）在许多慢性损伤情况中，疼痛的根本原因往往是瘢痕组织的不良增生，影响了肌肉力量和收缩，或导致关节运动力学关系欠佳，或两者兼而有之。

急性损伤愈合不良导致的慢性损伤（比如慢性踝关节扭伤）可能表现为韧带松弛或

肌肉无力，从而使关节易受急性二次损伤或损伤间歇性加重。例如，在慢性踝关节扭伤中，急性扭伤中损伤的韧带可能永远不能完全愈合，并且多年后仍有触痛，特别是在其附着部位。此外，腓骨肌在踝关节扭伤时通常会紧绷，触诊时可能有压痛，并且在初次受伤很久后还软而无力。

在肌腹，急性拉伤导致的慢性损伤表现为无功能的瘢痕组织，并可在受累肌肉中触及纤维化区域。运动员经常将其描述为一种无力的感觉，肌肉好像要抽筋，或者在进行一定程度的活动时有疼痛感。

肌-腱接头（myotendinous junctions，MTJ）易出现拉伤或反复微损伤，进而导致过度使用性损伤。这是因为肌-腱接头是肌腹和肌腱之间的过渡区，易受到较强的纵向应力以及剪切力，可能使其比肌腹或肌腱更早出现反复微损伤。遗憾的是，关于肌-腱接头的组成及其对活动或锻炼负荷的适应性缺乏研究证据。

肌腱过度使用性损伤通常表现为某种类型的肌腱病（肌腱组织退化）或腱鞘炎（肌腱及腱鞘的炎症）。与急性损伤相反，运动员通常将肌腱过度使用性损伤的症状描述为疼痛随时间增加而增加。在这种类型的慢性损伤中，肌腱上的反复应力造成炎症-修复的恶性循环，这影响了组织正常愈合的能力，最终改变了肌腱组织的性质（Zitnay, Li and Qin, 2017）。

实验证据显示，许多以前被认为是肌腱炎的慢性肌腱损伤，其实是由构成肌腱的胶原纤维降解引起的，而不存在炎症。这些疾病更适合称为肌腱变性或肌腱病（Bass, 2012）。正常肌腱与肌腱炎、肌腱变性或肌腱病的比较见图4.2。

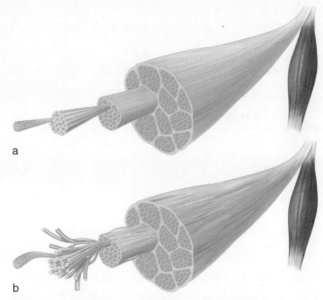

图4.2 a. 正常肌腱会显示完整的、成束的胶原纤维；b. 肌腱病或肌腱变性的特点是胶原纤维排列紊乱、修复不良

运动按摩手法，特别是摩擦按摩，可以成功地治疗慢性软组织损伤。对于肌腱病变，施加于肌腱组织上的应力和运动组合，可促进成纤维细胞增殖，有利于重塑受损的胶原纤维（Lowe, 2015）。这也可能是治疗肌腹瘢痕组织和摩擦按摩治疗韧带损伤的有效机制。

软组织损伤修复过程

由于撕裂的肌肉组织再生能力有限，愈合通常是通过瘢痕形成完成修复的。肌腱和韧带最初是带着疤痕组织愈合的，但随着时间的推移，肌腱和韧带似乎能够再生。然而，疤痕组织在最后通常会变成一团杂乱、无弹性的纤维，触诊时会感觉局部增厚呈条索状。如果瘢痕形成不当，使损伤组织失去弹性，刺激周围的健康组织，会造成慢性低水平炎症、间歇性肿胀以及"疼痛－痉挛－再疼痛"的恶性循环。如果这种疤痕不处理，任何损伤的修复都将是暂时的，因为疤痕本身就已是一个反复疼痛和刺激的来源。然而，当健康胶原纤维组织形成有序的网状结构时，所产生的疤痕会是坚固、柔韧且无痛的。这种功能性瘢痕的产生是通过确保瘢痕纤维之间沿着结构上的正常应力线方向正确排列形成的。这种纤维的正常排列可以通过治疗性运动和临床运动按摩手法来实现。

组织愈合

软组织损伤的愈合过程通常要经过3个阶段。了解这些阶段的情况有助于按摩治疗师采取适当的干预措施，以促进愈合过程的每个阶段获得最佳效果。愈合的3个阶段是炎症期、增生（修复）期和重塑（成熟）期（图4.3）。尽管这些阶段按顺序进行，但每个阶段临近结束时会和下一个阶段重叠，这个重叠部分值得重视。这些阶段的典型时间轴和相应特征总结见表4.1。

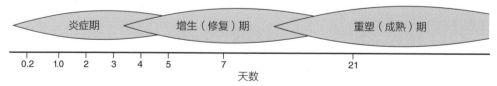

图4.3 组织愈合时间图

炎症期

炎症期是机体抵御损伤的第一道防线，可持续数小时，甚至4~5天。急性炎症反应首先表现为血管立即收缩；接着血管舒张、通透性增加；然后血管内液体、蛋白质

表4.1 愈合阶段

阶段	持续周期	特征	目的
炎症期	长达5天	受伤时，局部发热、红肿和压痛	稳定控制损伤部位
增生（修复）期	长达21天	疤痕组织水肿，呈红色，比正常组织大	处理死亡组织，激活成纤维细胞，恢复循环
重塑（成熟）期	长达1年或者更久	瘢痕含水量降低；血管分布减少，发红面积减小；瘢痕组织密度增加	稳定重建组织部位

源自：S. K. Hillman, *Core Concepts in Athletic Training and Therapy* (Champaign, IL: Human Kinetics, 2012), 373.

和白细胞外移进入组织损伤区域。血流和白细胞活性增加产生炎症的前4个主要体征：红、肿、热、痛。第5个主要体征是功能丧失，这是疼痛或肿胀影响运动所致（Rather，1971）。运动员和患者常认为炎症会起消极作用，但实际上炎症是愈合过程的一个重要组成部分。如果没有炎症过程，下一阶段的愈合将不会发生。炎症如果不能得到正确解决也会成为问题。若免疫系统对损伤反应过度，炎症可能失去控制，转变为慢性炎症状态，从而影响组织愈合。这一阶段的传统干预治疗方法一直是用RICE疗法来控制肿胀和炎症的。回顾前面关于冷冻疗法的讨论，当前观点不鼓励使用冰敷，而是鼓励受伤部位进行谨慎的、无痛的运动，配合按摩手法（如轻抚法），帮助受伤部位尽量减少肿胀。

增生（修复）期

炎症期临近结束时，增生（修复）期紧随而来。在此阶段，受伤部位会形成新的毛细血管网，促进血液和营养物质流入损伤区。成纤维细胞迁移到损伤部位，产生胶原并开始形成瘢痕组织，最终取代受损组织。此阶段，胶原性瘢痕组织抗拉强度有限，仅作为基质将损伤组织黏合在一起，可能会持续数周。

在增生（修复）期，可以进行治疗性的无痛运动（主动或被动）来帮助受伤部位形成功能性瘢痕。然而，由于瘢痕组织缺乏抗拉强度，应避免拉伸，以防新形成的瘢痕组织撕裂。由于软组织损伤的严重程度存在很大差异，对于新形成的瘢痕何时能够承受超出正常活动范围的拉伸，尚无标准（Orchard，2002）。在这些情况下，通常在受伤后，患者至少要等待两周再开始进行拉伸运动，且强度应在疼痛承受范围之内。在此期间，轻柔地横向按摩有助于正常瘢痕的形成，阻止筋膜层之间形成不必要的交联或粘连。

重塑（成熟）期

增生（修复）期结束时，初始瘢痕开始重塑或成熟，可能会持续1年甚至更长时间。在此阶段，增生（修复）期形成的脆弱瘢痕由更坚韧、功能更强的Ⅰ型胶原缓慢再生。瘢痕纤维沿着施加于组织上的应力线平行排列。结合运动按摩疗法，患者可以在这一阶段实施治疗性运动，将有助于优化重塑的组织。

某些情况下，瘢痕会重塑不当。如耶琳娜·曼及其同事（Jelena Mann et al., 2011, p.17）所述：

> "纤维化是组织损伤、产生炎症后一系列复杂变化的最终结果。如果这个过程有缺陷，就会发生过度和持久的细胞外基质沉积，正常组织将被胶原瘢痕取代，导致组织功能障碍。"

神经卡压问题

运动按摩从业者经常被要求治疗由神经受压引起的慢性神经损伤，这种症状通常被称为神经压迫或神经卡压综合征。汉纳（Hanna）博士认为，神经卡压综合征是"周围神经疾病，其特征为慢性压迫导致的神经疼痛和（或）功能丧失［包括运动和（或）感觉丧失］"（2017, p.1）。他断言："在神经卡压的情况下，至少有一部分压迫组织面是可移动的。神经遭受反复的'拍打'，或受到锐利、紧密组织边缘的'摩擦'，并在邻近关节处来回运动，从而导致慢性损伤"。（2017, p.2）

神经卡压综合征的发展与肌肉和肌腱的过劳性损伤类似。当神经反复受压或卡压部位被反复牵拉栓系时，会产生低度炎症和肿胀症状，进而导致神经筋膜层内及筋膜层之间发生微纤维化，导致轴浆流减少。

轴浆是在神经中发现的特殊形式的细胞质。轴浆流（轴浆流动）是指包含蛋白质和神经递质的轴浆从神经元的细胞体沿轴突全程流动，供应神经的功能和修复所必需的营养和成分的过程。在慢性神经卡压综合征中，轴浆流动受阻会导致神经轴突和髓鞘受损。阿姆加·萨迪克·汉娜博士认为："压迫区域的局灶、节段性脱髓鞘病变是压迫综合征的常见特征。"（2017, p.3）

运动按摩手法可能有助于治疗神经卡压综合征，其原因在于软组织的放松有助于降低肌肉的张力，提高筋膜层间相互移动的能力，减少对神经的压力，使其在整个神经通路上顺畅滑动，而非被拉伸。（Field, Diego & Cullen, 2004; Elliot, Burkett, 2013）

除了增生过度，造成瘢痕未能完全重塑的其他原因，可能包括不当或不充分的恢复策略（在返回运动前没有足够的时间让组织恢复、剧烈拉伸）、营养不足、受伤部位太过于静止等。因此，按摩治疗师应该与运动员交流，使其认识到充分的恢复时间、良好的营养摄入和对损伤部位的治疗性运动，以及在组织愈合各阶段都进行适当按摩的重要性。

小　结

　　本章概述了急性和慢性软组织损伤的性质和种类，讨论了软组织损伤分级分类、软组织损伤后愈合的3个阶段，并对适当进行运动按摩干预进行了概述。还对冷冻疗法的利弊进行了探讨，得出应避免使用冰块治疗急性损伤的结论。

　　慢性肌肉、肌腱和韧带损伤，可采用适当的按压和摩擦相结合的特定按摩手法进行治疗。神经卡压综合征也适合使用软组织干预进行治疗，以降低肌肉的张力和减轻对损伤神经的压力。理解以上知识，对于使用下一章中详述的运动按摩手法来制订适当的损伤治疗计划至关重要。

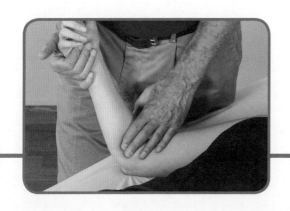

第5章

软组织按摩手法

本章将对按摩治疗师普遍使用的软组织按摩手法进行描述和讨论，解决患者常见的肌肉骨骼问题。运动按摩从业者、运动员和教练员提供的大量实例表明，运动按摩是治疗处于康复阶段的慢性软组织损伤和急性损伤的有效干预手段。有关这方面的大量同行评议研究尚无定论，但不少人倾向于支持运动按摩，认为运动按摩对运动恢复、损伤修复和提高成绩有一定作用（Crane et al., 2012; Field, Diego and Hernandez-Reif, 2010; Butterfield et al., 2008; Smith et al., 1994）。也有相当一部分专业人员批评运动按摩缺少有效研究证据支撑，呼吁对运动按摩继续进行精心研究。

一般，运动按摩采用经典的瑞典式按摩：轻抚、揉搓、摩擦、拍击和推撞。这些经典手法被按摩治疗师调整改良后，作为训练恢复的最佳方式来帮助运动员进行损伤预防，并成为损伤治疗总体策略的一部分。运动按摩主要采用节律性按压（特别是在运动中），以及其他适合特定应用的肌筋膜按摩手法。此外，运动按摩通常也包括了某种形式的拉伸运动。在损伤康复工作中，深层横向摩擦、固定－拉伸手法、等张离心收缩等的加入使运动按摩从业者有了全方位的选择，可以有效治疗急性软组织损伤。美国的运动按摩培训并不规范（无论是训练周期、按摩手法的教学，还是手法术语的命名），而其他国家的运动按摩手法有时与美国使用的不同。下面就按摩手法进行探讨，确保大家熟悉作者的按摩术语。

按压性轻抚

轻抚是一种经典按摩手法，可刺激血液和淋巴循环。按摩治疗师通常朝心脏方向，沿着肌纤维纵向施展。轻抚手法常用于按摩开始环节，即涂抹按摩润滑剂时，其目的在于轻微拉伸并刺激皮肤，开始把血液引向心脏。轻抚手法也用在过渡环节，对神经系统有镇静作用。

在运动按摩中，按压性轻抚相较于传统的轻抚手法，更有力，施展起来时间更短、速度更快、渗透力更强、效用更深，其目的是刺激肌肉，而不是镇静皮肤。

按压性轻抚采用中度至深度的按压力。按摩治疗师的手贴合在需要按摩的身体部位，通过自身腿部和髋部的运动带动身体移动，再将力传导到手臂和手掌（图5.1）。

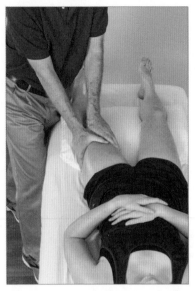

图5.1 按压性轻抚是一种初始按摩手法，用于加热和刺激肌肉，为随后更多的具体工作做准备。按摩治疗师通过手掌和手指均匀施加压力

压迫性揉捏

揉捏是另一种经典的按摩手法，一般在轻抚手法后使用，起到持续加热肌肉、刺激血液和淋巴液流动、分离各层组织的作用。在运动按摩中使用的压迫性揉捏是一种交替的揉搓式手法，它通过提拉和挤压肌肉筋膜，使其软化、延长和拓宽。与传统揉捏手法相比，压迫性揉捏采用中度至深度压力，更快、更有力（图5.2）。压迫性揉捏的目标是深

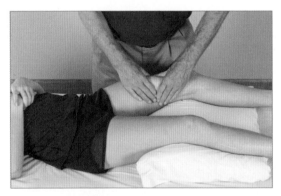

图5.2 压迫性揉捏是一种轻快的、揉搓式的手法，可提拉和分离肌肉组织

层组织，通常在按压性轻抚之后进行。除了松解和软化深层组织，压迫性揉捏还可通过减少对血管和淋巴管周围的限制，促进组织内和组织间的液体流动。

为了有效地进行压迫性揉捏，按摩治疗师的手掌和手指需与按摩部位充分接触。这种用整个手掌握持的宽阔而柔软的手法不仅使按摩治疗师手指小肌群的压力更小，也让运动员感觉比单纯用手指"捏"的手法更舒适。

拓宽横向纤维按摩

拓宽横向纤维按摩，也称为肌肉拓宽法或横向纤维扇形按摩法，其按摩方向垂直于肌肉长轴，几乎适用于任何肌肉，但对臀、腿、手臂和背部的大肌群尤其有效。拓宽横向纤维按摩拉伸并分离肌纤维，其目的在于防止在肌肉和筋膜层内及其之间形成粘连。在拓宽横向纤维按摩过程中，当肌纤维束有条索感时，应特别注意对这部分肌腹进行按摩，以恢复肌纤维向远端传导力量的能力。

不同的专家提倡不同风格的拓宽横向纤维按摩方式。鲍勃·金（Bob King, 1993）在其经典著作中做了这样的描述：将双侧手掌平行置于需治疗的肌肉部位，拇指相隔一英寸到两英寸（2.5~5厘米）（图5.3a）；然后，按摩治疗师在对组织保持压力的同时，双手慢慢滑动分开（图5.3b）。这个手法的技巧在于用拇指与大鱼际肌发力。

运动按摩专家兼作家帕特·阿切尔（Pat Archer, 2007）赞扬本尼·沃恩（Benny Vaughn），因为他将主动辅助拓宽手法引入运动按摩领域。要使用这种拓宽手法时，运动员需摆好姿势，使目标肌群处于中立位或被动拉伸位。按摩治疗师随后将松拳或掌根部放在肌肉部位的远端或近端（图5.4a）。当运动员慢慢做肌肉向心收缩时，按摩治疗师施加适度的压力；当运动员的肌肉缩短时，按摩治疗师双手慢慢滑动分开以增强肌肉的拓宽效果（图5.4b）。重复该过程，直至整个肌腹得到缓解。

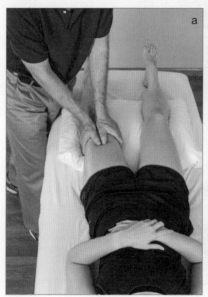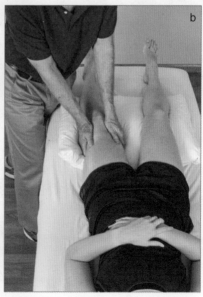

图5.3 a. 拓宽横向纤维按摩手法从手和拇指的柔韧力道开始；b. 保持对肌肉的适度压力，双手分开滑动，以发散肌纤维

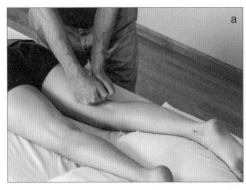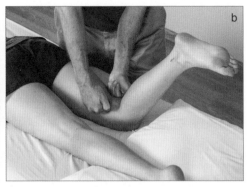

图5.4 a. 主动辅助拓宽手法使用松拳施加适度压力；b. 当运动员慢慢收缩腘绳肌时，双手滑动分开

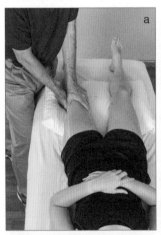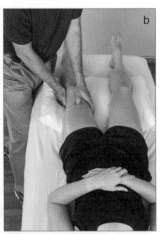

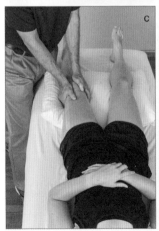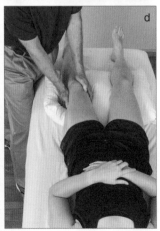

图5.5 a. 拓宽横向纤维按摩从已放松的肌腹开始；b. 从外到内呈扇形横向梳理肌肉纹理。由于拓宽横向纤维按摩是在两个方向上进行，故需换方向重复；c. 从内到外；d. 从外到内

笔者更喜欢已故推拿教育者和作者约翰·哈里斯（John Harris）教授的手法，即在放松肌肉的纹理上进行拓宽横向纤维按摩时，以拇指、大鱼际肌、平指或松拳，依靠按摩治疗师自身体重和杠杆作用，由中到重地施加压力（Harris & Kenyon, 2002）。这有时称为弹拨手法。

拓宽横向纤维按摩手法速度非常缓慢，可以使肌纤维在按摩治疗师施加的按摩压力下发散。并且这种手法先沿一个方向按摩整个肌腹，然后再沿相反方向重复按摩整个肌腹。以这种方式进行按摩，可以最大限度地发挥分离纤维的优点，有助于更清楚地发现肌肉中还没有充分拓宽的区域。以这种方式按摩后的肌肉工作更有效率，因为在向心收缩时它们能完全缩短、增宽（图5.5）。

纵向平推按摩

纵向平推按摩，是沿肌肉走行按摩，可有效松弛深部肌肉。纵向平推按摩被认为可以解除肌肉内的轻微痉挛、轻度纵向拉伸肌纤维，并通过对组织的深度滑动，使其持久充血。

纵向平推按摩通常用两个拇指的指腹（并排，一前一后或一上一下）、松拳或指关节的平面进行按摩（拇指并排的例子见图5.6）。施加的压力大小应随按摩肌肉体积和密度的不同而变化。患者必须尽可能放松，在按摩往深层渗透时才不会感到疼痛。

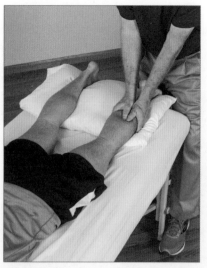

图5.6 使用拇指并排，沿肌肉走行做纵向平推按摩

案例研究

背部疼痛的女排运动员

这位患者是一名15岁的女子排球运动员（副攻手，惯用右手），主诉后背中部疼痛，已影响打球。患者8岁时的脊柱X光片显示胸椎中段侧凸。在医生的指导下，她定期接受按摩疗法，保持肌肉柔韧，为青少年生长突增做准备。

评估显示脊柱向右侧凸，脊柱左侧肌肉组织收缩，右侧肌肉组织紧绷，右侧腰大肌紧张，右侧髂骨抬高。按摩治疗方案由以下几个部分组成：先采用肌筋膜技术，随后进行深度摩擦按摩，以延长左侧竖脊肌，放松右侧背阔肌、肋间肌、肩袖肌和斜方肌（尤其是下斜方肌），同时使用肌内效贴布治疗；接受物理治疗（姿势恢复技术），并进行减少旋转和加强右侧腰大肌的训练；进行整脊调整，这有助于骨盆对称；继续保持每周两次的按摩治疗，持续两周。

经过治疗，患者疼痛减轻，做打球动作变得轻松。患者的整个高中期间，我都定期跟踪患者情况。只要她继续物理治疗和定期拉伸，通常就只有因为过度疲劳（艰苦的练习或高强度比赛）或久坐（学习）才会偶尔疼痛。

盖伊·A. 库普曼（Gay A. Koopman），认证按摩治疗师（LMT），

委员会认证的治疗性按摩与身体保健师（BCTMB），

经认证的手动淋巴引流治疗师（CMLDT）

手动治疗按摩有限公司，位于美国科罗拉多州柯林斯堡

固定－拉伸手法

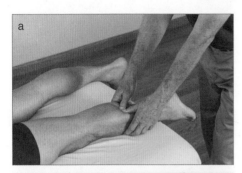

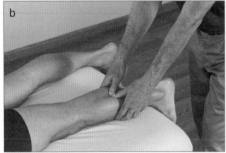

图5.7　a. 腓肠肌主动按压和拉伸按摩的起始位置；b. 延长位置

近年来，通过保罗·迈克尔·莱希（P. Michael Leahy）博士、惠特尼·洛（Whitney Lowe）、乔·穆斯科利诺（Joe Muscolino）等人的多方努力，固定－拉伸按摩手法开始流行。阿切尔（Archer, 2007）将该手法称为主动辅助延长。实际操作中，按摩治疗师对处于缩短位置的选定组织施加压力，然后保持接触，同时主动或被动地让患者的肢体从肌肉缩短位活动至延长位（图5.7）。

该手法的基本原理基于以下两个主要假设。

1. 在所选组织上保持持续的特定压力，同时让肌肉延长，可减少组织僵硬、软化纤维化组织和松解粘连，从而改善组织功能（Kim, Sung & Lee, 2017）。

2. 运动过程中的压力可能刺激关节感受器和皮肤机械感受器，促进自主神经系统的"重置"，使组织功能更正常（Duncan, 2014; Enoka, 2015）。

等张离心收缩

等张离心收缩是一种应用离心收缩的治疗性手法。当肌肉对抗阻力而拉长时，就会发生离心收缩。例如，在进行肱二头肌哑铃弯举（向心收缩）后，肱二头肌发生离心收缩以控制其下降时的重量。

治疗上使用等张离心收缩，是因为等张离心收缩被视作可以松解粘连或软化组织层内和组织层间可能形成的纤维化组织（Chaitow, 2001）。等张离心收缩也可能"促进胶原纤维沿应力线和运动方向排列，限制胶原纤维之间形成横向浸润粘连，防止过多胶原蛋白形成以致肌肉僵硬"（Parmar, Shyam & Sabnis, 2011, p.26）。等张离心收缩利用调节离心阻力的水平来帮助改善肌肉柔韧性和功能。这种手法可能会使患者感到不适，但至少可以保持全程无痛。其基本原理是等张离心收缩对功能失调、纤维化的组织产生可控的创伤，但又保护了健康组织。在紧接着的愈合过程中，更健康、功能更好的组织重塑

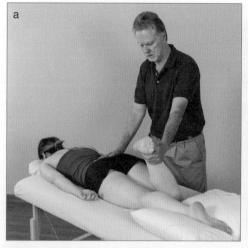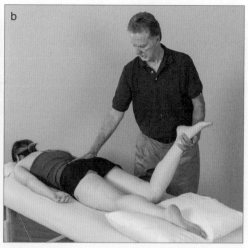

图5.8　髋关节外旋肌的等张离心收缩：a. 从大腿外旋位开始；b. 按摩治疗师内旋大腿，运动员给予抵抗，以拉长髋关节外旋肌群

替代了纤维化组织。实际操作中，要治疗的肌肉被完全缩短（被动或主动），然后要求患者做出抵抗动作，但允许按摩治疗师尝试完全拉长肌肉，等张离心收缩持续3~5秒，全程无疼痛（图5.8）。

通常一个疗程需要做几轮等张离心收缩。在第一轮中，要求患者使出最大力量的10%~20%来对抗拉伸运动，患者无疼痛。随后几轮，患者可以使用更大的力，甚至是全力，只要按摩治疗师能经受得住，并且患者仍无疼痛。

除了可能减少纤维化组织外，等张离心收缩还可能有助于减少保护性抑制，并使治疗后的肌肉完全激活。

深层横向摩擦

本节中所描述的深层横向摩擦（deep transerse friction，DTF）治疗的基础，是由已故医学博士詹姆斯·西里亚克斯在其40年的研究和医学实践过程中开创研发的成果，该成果在其经典著作《西利亚克斯骨科医学手册》（*Cyriax's Illustrated Manual of Orthopaedic Medicine*，1983）中发表。他开创的深层横向摩擦评估和治疗方法是笔者进行运动员损伤康复教学和实践的一部分。深层横向摩擦往往是软组织损伤完全康复的缺失环节。然而，许多按摩治疗师还没有接受过深层横向摩擦的培训。为此，本节将深入探讨深层横向摩擦的正确应用，旨在将其重新引入运动按摩与损伤修复领域。

与拓宽横向纤维按摩一样，深层横向摩擦是对目标肌肉的纹理施加横向按摩，但比

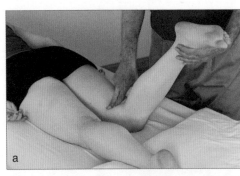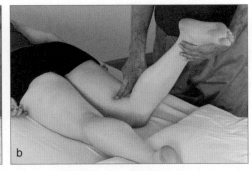

图5.9　腘绳肌远端肌–腱交界处的深层横向摩擦：a. 按压力度深入组织触及肌腱，先向一个方向移动皮肤和皮下组织；b. 向另一个方向移动皮肤和皮下组织，直到皮肤得到拉伸

拓宽横向纤维按摩更有部位针对性。深层横向摩擦通常使用绷直的手指，或同时使用。按摩时不涂润滑剂，因为横向摩擦的目的是移动拉伸目标结构上层的皮肤和浅表组织（就像手指粘在皮肤上一样）（图5.9）。一旦按摩治疗师施加足够的压力到达患处，上层覆盖组织将作为一个整体在患处来回移动，直到皮肤得到拉伸。

横向摩擦的总原则

西利亚克斯（Cyriax, 1983）认为，深层横向摩擦（也被其他人称为交叉纤维摩擦）用于治疗损伤的肌腹、肌腱和韧带，有助于重新排列受损纤维、软化或消除已经形成的无功能瘢痕组织。反过来，这又减轻了与此相关的炎症、肿胀和疼痛。

多年来，西利亚克斯的最初治疗方案已得到多方改良，比如，弗雷德·凯尼恩和约翰·哈里斯（Fred Kenyon & John Harris, 2002）在《疼痛治疗》（*Fix Pain*）一书中详细描述的方案。以下讨论基于西利亚克斯、凯尼恩和哈里斯的成果以及笔者多年的经验。

横向摩擦是治疗急性、亚急性、慢性肌肉肌腱拉伤和韧带扭伤的良好干预措施。横向摩擦治疗的目的是缓解疼痛，通过打破交联性粘连和刺激成纤维细胞活性来促进功能性瘢痕组织的有序形成，并加快软组织损伤的完全愈合。本书中介绍的深层横向摩擦治疗模式，先从短疗程开始，也许只有一分钟；在后续疗程中，持续时间和强度将依次增加。每次治疗前后也会进行评估，以跟踪功能改善与否及组织的疼痛程度。然后根据实际情况，调整治疗持续时间和强度。为得到较好的疗效，通常需隔一天治疗一次。如果没有条件，那么就为患者制订一套可以每天进行的改良版自我治疗方案，再由按摩治疗师每周与患者沟通，了解进展，并酌情改变计划。一般来说，如果使用深层横向摩擦手法后，在前3次治疗内病情没有改善，那么就需要进行一定的干预。

在急性或慢性损伤的初始治疗过程中，进行无负重和无阻力的关节活动范围内运动，有助于促进新生胶原纤维沿着组织上的应力线正确排列。哈里斯（Harris, 2002, p.47）指出："患者以无负重、无阻力运动的形式进行锻炼，是协助自然形成柔韧、灵活、无痛瘢痕的最简单方法。"哈里斯继续提醒到："如果负重训练、过度使用、静止不动，或者在某些情况下，过早开始拉伸或深层按摩，就会形成疼痛性粘连。"

阿切尔（Archer, 2007, p.159）提倡将治疗性运动做适当的改良，让其成为深层横向摩擦治疗的一部分。她建议，在应用深层横向摩擦后，按摩治疗师应"被动缩短损伤部位的肌肉，然后让患者在该位置进行至少5次等长收缩运动，在这一过程中按摩治疗师给予手动阻力。这些等长收缩运动有助于增强损伤区域正常肌肉的延展能力……接着配合轻微拉伸，在不同位置进行等长收缩运动"。随着治疗进展，负重和抗阻训练也可以谨慎地增加。

横向摩擦的可能机制

深层横向摩擦可能会刺激肌腱和韧带周围的血流，促进形成胶原的成纤维细胞迁移到损伤区域。还可能增加皮质醇（一种天然抗炎剂）的分泌，促进释放内源性疼痛缓解物质，抑制P物质（一种痛觉神经递质）（Harris & Kenyon, 2002）。

科学作家（前按摩治疗师）保罗·英格拉姆（Paul Ingraham, 2018a, p.26）基于新兴疼痛科学，提出了深层横向摩擦的另一种作用机制：

"慢性疼痛往往是自发的。也就是说，疼痛其实可以让患者对疼痛愈加敏感。在许多慢性疼痛病例中，并非组织出现问题，而是神经已变得过度敏感。摩擦按摩可能会打破这一恶性循环，通过系统性'调教'神经系统，使其对肌腱刺激的关注变少。实际上，任何刺激都有可能产生效果，但标准的摩擦按摩方案效果可能特别好，因为其对感觉尺度可精准管理，并可反复实施。"

横向摩擦用于评估和治疗

定期做运动保养按摩期间，可采用横向摩擦来评估肌腱、肌-腱连接处和韧带的健康状况。横向摩擦用于评估时，按摩治疗师应采用中等压力手法，缓慢、系统地施加在选定组织上。采用这种方式评估，不会伤到健康组织。

当用横向摩擦进行评估时，若发现组织压痛，则通常表明局部存在刺激或损伤，即便运动员在活动期间可能没有疼痛感。哈里斯（Harris, 2002）将这种情况称为"前驱期损伤"，即亚临床损伤，如果不及时治疗，可能导致显性损伤。当横向摩擦用于评估时，是顺着组织纹理横向实施的，相比于治疗时，其手法更加粗略（而非精细）。它一般用绷直的手指或拇指，或同时进行操作。按摩时不涂润滑剂，因为横向摩擦的目的是移动拉伸目标结构上层的皮肤和浅表组织（就像手指粘在皮肤上一样）。

评估过程中发现有疼痛或压痛，特别是存在前驱症状，应在显著影响运动员表现之前进行早期干预治疗，有助于改善组织健康。如果等到出现明显症状时再治疗，恢复或康复将耗费很长时间。而一旦软组织损伤或过度使用后无功能性瘢痕组织生成，要想在不处理瘢痕组织的情况下修复损伤，可能会无功而返。然而，深层横向摩擦又常是软组织损伤与康复过程中被忽略的部分。

横向摩擦治疗急性损伤

运动员会经常试图使用过度拉伸和带痛运动的办法来进行康复，但新疤痕需要时间来产生足够的抗张强度以抵抗这些活动。如果受力不当，拉伤或扭伤造成的新疤痕很容易再次撕裂。因此，在急性期，无阻力和无负重运动对损伤恢复更有利，它可以为瘢痕组织的生成创造良好环境。

在损伤的急性期，柔和的无痛横向摩擦，可以通过分离和移动潜在的有粘连倾向的胶原纤维，消除瘢痕内不必要的交联，从而促进无粘连瘢痕的生成。同时，这也有助于维持筋膜层之间的相对运动。当摩擦按摩治疗结合可降低周围肌肉张力的保养运动按摩和关节活动范围内的无负重活动时，新生瘢痕会健康而富有弹性。

横向摩擦治疗慢性损伤

愈合过程中，瘢痕组织在形成时，通常变成一团杂乱、交错、无弹性的纤维厚团块，会限制组织无痛运动，并刺激周围的健康组织。若对这种无功能性瘢痕不做处理，任何损伤的恢复都只是暂时的，因为瘢痕本身会成为疼痛和刺激的源头。

在治疗无功能性瘢痕时，要对损伤确切部位进行深层横向摩擦。普遍认为深层横向摩擦通过研磨瘢痕在组织上直接产生机械效应。但如果定位错误，按摩则不会产生任何效果。使用深层横向摩擦治疗慢性损伤时，可能会产生轻度疼痛。使用0~10级疼痛量表来表示的话，患者通常将其描述为6~8级。

深层横向摩擦可能会使组织酸痛，因此需隔天进行。治疗初期仅需1~2分钟，随着患处的愈合和功能性瘢痕的形成，逐渐增加按摩持续时间和强度。治疗后可冰敷患处，减轻疼痛。

深层横向摩擦应用指南

深层横向摩擦是一种针对特定部位的按摩手法，必须注意精确找到患处，确保其效果。深层横向摩擦的主要目标是促进有序排列的瘢痕纤维形成，减少愈合组织中不必要的纤维交联。以下6个指南最初由西利亚克斯博士（Cyriax, 1983）制订，此后一些研究者根据临床经验和研究证据进行了修改和修订。

1. 深层横向摩擦要在损伤的确切部位进行。它可产生机械效应，软化无功能性瘢痕组织或促进愈合组织中瘢痕纤维的有序排列。此手法仅在患处准确实施才有效果，如果定位不准确，可能会损伤健康组织。

2. 深层横向摩擦应顺着组织纹理横向实施，以拉伸并分离肌腹和肌-腱连接处的纤维，同时研磨肌腱中的瘢痕组织。按摩范围要足够大，以覆盖整个损伤区域。

3. 进行深层横向摩擦时，摩擦手法（皮肤上无滑动）比按摩深度更重要。在0~10级疼痛量表上，治疗时允许疼痛等级为6~8级，当然具体的还应取决于患者的耐受力。在本书中，8级以上疼痛被理解为患者会表现出想推开按摩治疗师、咬紧牙关或屏住呼吸的情况。

4. 受治疗的组织必须保持适当的张力。

   a. 肌肉：病变常在肌肉深处，只有组织松弛，按摩力量才能到达要治疗部位的纤维，这要求按摩治疗师将患者肢体摆放于肌肉两端被动相互靠近的位置。

   b. 韧带：将关节移动到其无痛活动范围的每一端，并在每个位置对病变部位施加深层横向摩擦，其目的是松解任何可能限制关节活动范围的骨粘连。

   c. 肌腱：由按摩治疗师摆放肢体，使肌腱松弛或紧绷，以最容易触及肌腱的位置为准。

   d. 带鞘肌腱：在肌腱处于轻微拉伸的位置实施深层横向摩擦，此时肌腱形成一个坚固的基底，使得腱鞘可以在上面摩擦，以有效消磨瘢痕。

5. 深层横向摩擦必须持续适当的时间。因为治疗会使人有稍许不适，建议开始时动作轻柔一些，仅按摩1~2分钟。由于治疗后的第二天组织可能会疼痛，建议每隔一天按摩一次。在后续治疗时，逐渐增加按摩时间（例如，1分钟、2分钟、4分钟、6分钟，最长10分钟）。西利亚克斯博士建议每隔一天进行6~12次治疗，持续20分钟。治疗运动员时，8~10分钟的治疗就足够了；根据损伤的严重程度，常在4~8个疗程内即可愈合。治疗后冰敷5~10分钟，有助于缓解疼痛，直至下一次治疗。

6. 按摩时要谨慎认真。如果对治疗方案的恰当性有疑问，请咨询专业人员。

促进拉伸

促进拉伸是一种基于本体感觉神经肌肉促进技术（proprioceptive neuromuscular faci-

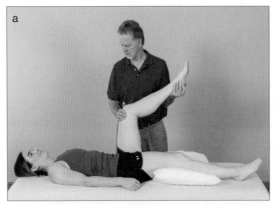

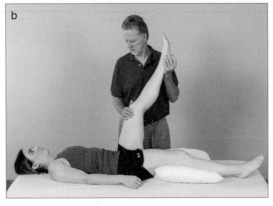

图5.10 a. 腘绳肌的促进拉伸，大腿置于与身体呈90度位，运动员等长收缩腘绳肌6秒，即脚跟朝臀部方向发力，同时按摩治疗师提供相匹配的阻力；b. 等长收缩之后，运动员主动伸直膝关节到一个新的关节活动范围，以拉伸腘绳肌，按摩治疗师不提供协助

litation，PNF）理论及原理的主动辅助拉伸技术。本体感觉神经肌肉促进技术广泛用于运动训练室、运动医学诊所和个人训练（Mc-Atee and Charland, 2014）。拉伸治疗不适用于急性损伤，但经证明，拉伸治疗可以作为多种软组织损伤康复计划的一部分。

促进拉伸属于拉伸治疗的范畴，此外，拉伸治疗还有很多其他拉伸技术，如肌肉能量技术（muscle energy techniques，MET）、主动抑制技术、神经抑制拉伸和收缩前拉伸。这些拉伸技术的前提是，来自等张或等长收缩，或者两者兼具的神经学效应会抑制患处肌肉的收缩成分，且这种抑制将减弱拉伸阶段肌肉伸长的阻力。

罗伯特·E. 麦卡蒂和杰夫·查兰德（Robert E. McAtee & Jeff Charland, 2014）指出，促进拉伸在开始阶段配合主动运动，随后患处肌肉做6秒等长收缩为拉伸做好准备，然后进行主动运动，将患处肌肉拉伸到一个新的运动范围。

进行促进拉伸时，按摩治疗师指导患者将肢体置于起始姿势，而不予主动协助。6秒等长收缩后，患者主动将肢体移动到任何可活动的新范围，此时按摩治疗师同样不予协助（图5.10）。

小 结

本章对治疗常见肌肉骨骼损伤的运动按摩手法进行了讨论。按摩治疗师的技能库中除了按压性轻抚和压迫性揉捏外，还应有拓宽横向纤维按摩和纵向平推按摩法。非主流按摩手法，如固定-拉伸手法、等张离心收缩和深层横向摩擦，本章也有详细描述和讨论，鼓励按摩治疗师在损伤修复和保养时使用这些手法。最后，对促进拉伸也进行了简要说明，补充了整体治疗和康复计划。

第3部分

常见神经肌肉损伤

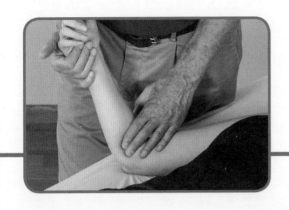

第6章

下肢软组织损伤的治疗

臀部和腿部力量、耐力及柔韧性对于大多数运动来说至关重要，尤其是涉及跑步和跳跃的运动。体育界普遍认为力量、耐力和柔韧性不足会导致下肢过劳性损伤，以及在训练和竞赛中影响运动员发挥最佳水平。

运动按摩是运动员训练和恢复策略的有益补充。定期进行保养按摩有助于预防过劳性损伤，因为通过按摩能第一时间发现软组织的变化，监测软组织的健康状况，并采取适当的治疗性干预措施。可是，预防毕竟不能完全规避损伤，软组织急、慢性损伤还是不断地在运动员身上上演。因此，本章将对运动按摩从业者经常遇到的10种损伤的评估和治疗进行深入讨论。诚然，由于篇幅有限，还有更多类型的下肢软组织损伤无法一一兼顾，只能先讨论10种。本章介绍的各种损伤的评估和治疗综合策略也适用于其他扭伤、拉伤或肌腱损伤。

需要注意的是，文中提及的损伤可能有多种治疗手段，但是本章只选择其中一种治疗方法进行讲解。

髋关节置换手术后屈髋肌疼痛的患者

这是一位60多岁的女患者，主诉髋关节置换手术后并发症引起屈髋疼痛，步态异常。患者曾就诊于多名骨科专家，接受过一系列物理治疗，但症状无明显改善。患者希望恢复体力活动，如力量训练和骑自行车。在记录了患者的病史、了解完症状，并对她进行体检后，我决定解决她深层屈髋肌的问题。根据症状描述，我考虑：（1）肌肉是治疗的主要目标；（2）这些肌肉的创伤应该来自髋关节置换手术；（3）既往治疗中对这些部位缺乏关注。

首先针对腰大肌，采用纵向平推按摩法和缺血性按压，加上患者主动进行髋关节内旋和外旋活动。在放松腰大肌期间，患者反映疼痛牵涉髋关节前部，与疼痛位置一致。腰大肌放松后，让患者沿着治疗室外面的走廊行走，并反馈治疗后的症状。患者行走时，治疗前观察到的保护性步态消失，并反馈在行走时屈髋疼痛减轻。

然后，患者返回治疗床，我开始使用深层横向摩擦治疗髂肌，并使用拓宽横向纤维按摩治疗阔筋膜张肌。按摩结束后，对屈髋肌和阔筋膜张肌进行拉伸。接着，再一次要求患者到走廊行走，并进行反馈。这一次，患者在走廊中慢跑，满脸笑容回到治疗室。至于家庭康复，需指导患者每天进行适当的屈髋肌拉伸。

1周后，患者到诊所接受回访，表示髋关节活动目前无疼痛，髋关节得到改善，能够骑自行车和进行日常活动。回访后，患者能够用针对性的拉伸来控制症状，并恢复到正常活动水平。

厄尔·温克（Earl Wenk），注册运动防护师（LAT），认证按摩治疗师（LMT），

认证运动防护师（ATC），体能训练专家（CSCS）

人体绩效集体企业有限责任公司，位于密歇根大学安娜堡分校

跟腱末端病是球拍类运动、田径、排球、足球等项目的运动员常见的过度使用性损伤，在耐力项目中也很常见。

体征和症状

跟腱末端病的典型表现是，在肌腱体部或跟骨止点处逐渐出现疼痛，疼痛也可能蔓延到足部，产生类似足底筋膜炎的症状。发病早期，患者经常在锻炼开始时会感到疼痛，一旦热身后疼痛就会消失，冷却后疼痛又复发。患者可能主诉肌腱疼痛和僵硬，尤其当睡醒或久坐起身时。这种损伤可能伴有局部肿胀，慢性病例者肌腱还可能增厚。严重或久治不愈者，肌腱上会有一个或多个触痛性结节或有捻发音。

典型病史

跟腱末端病是一个很好的例子，可以说明详细收集运动员的病史为何如此重要。同所有过度使用性损伤一样，跟腱末端病是一个长期积累的过程，期间几乎没有疼痛，但运动员可能在增加训练负荷时突然发作。比如，跑步运动员急剧增加里程、增速或增加坡地跑训练，或同时增加这3项。通过从运动员处获得关于训练量的信息，有助于查明症状突然加重的原因。生物力学上的过度旋前、僵硬的高弓足以及短而紧的小腿三头肌（腓肠肌和比目鱼肌）都有可能导致跟腱末端病的发生。在一项关于109名跑步的跟腱炎患者的研究中，40%的患者表现为小腿三头肌力量不足并缺乏柔韧性（Clement，1984）。

相关解剖

腓肠肌和比目鱼肌形成了一个称为"小腿三头肌"的功能单位，远端共同形成跟腱，跟腱是人体最大的肌腱。多年来，人们已经知道，跟腱从起点到跟骨止点大约有90度的螺旋扭转（Travell and Simons，1992），但目前尚不清楚此扭转部位为何是跟腱最容易受伤的部分。令人鼓舞的是，近年来，人类跟腱的解剖学研究得到了很大的发展。例如，骨科医生们发表于2014年的一篇尸体解剖研究发现，跟腱止于跟骨的"足印"是一致的，揭示了接近跟骨时肌-腱移行部的扭转结构（Ballal，2014）。在研究了22具人体腿部标本之后，他们发现跟腱最浅表的部分，是由起自腓肠肌内侧头的肌-腱移行部纤维组成的，止于跟骨后结节下面；跟腱的深层由比目鱼肌肌-腱移行部纤维构成，止于跟骨后结节中间的内侧面，腓肠肌外侧头的肌-腱移行部纤维止于跟骨后结节中间的外侧面（图6.1）。

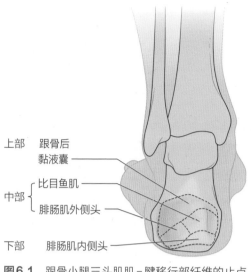

上部 跟骨后
　　　黏液囊

中部 比目鱼肌
　　　腓肠肌外侧头

下部 腓肠肌内侧头

图6.1 跟骨小腿三头肌肌-腱移行部纤维的止点足印区

来自波兰克拉科夫雅盖隆大学医学院的研究人员研究了53具新鲜冷冻男性尸体（106个下肢）上带跟骨的跟腱和小腿三头肌肌肉组织切片。他们的发现支持了此前巴洛（Ballal）的研究，即跟腱的浅层来自腓肠肌内侧头，而深层来自比目鱼肌和腓肠肌外侧头（Pekala, 2017）。此外，他们的发现还证实了随着肌腱纤维向止点远端移动，单个肌-腱移行部纤维相互缠绕。他们也发现跟腱扭转的方向不同，左跟腱顺时针扭转，右跟腱逆时针扭转［从上方（肌-腱交界处）观察］。研究人员根据跟腱表现出的扭转量，确定了3种不同类型的跟腱（图6.2），如下所示。

Ⅰ型：扭转最少的类型，样本占比52%。

Ⅱ型：中度扭转，样本占比40%。

Ⅲ型：极度扭转，样本占比8%。

这种扭转可能有助于对施加于肌腱上的负荷提供功能性抵抗能力，但也可能在止点近端5~7.6厘米处产生容易损伤的区域，影响肌腱的生物力学性能（Edama, Kubo and

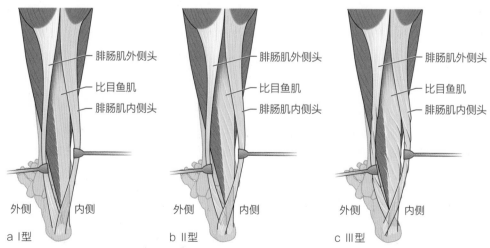

　　　　　　　腓肠肌外侧头　　　　　　　　　　　　腓肠肌外侧头　　　　　　　　　　　　腓肠肌外侧头

　　　　　　　比目鱼肌　　　　　　　　　　　　　比目鱼肌　　　　　　　　　　　　　比目鱼肌

　　　　　　　腓肠肌内侧头　　　　　　　　　　　腓肠肌内侧头　　　　　　　　　　　腓肠肌内侧头

外侧　　内侧　　　　　　　外侧　　内侧　　　　　　　外侧　　内侧

a Ⅰ型　　　　　　　　　　b Ⅱ型　　　　　　　　　　c Ⅲ型

图6.2 根据肌-腱移行部纤维的不同扭转程度，将跟腱分为3种类型：a. Ⅰ型；b. Ⅱ型；c. Ⅲ型

Onishi, 2015)。

跟腱周围有类似滑膜鞘的腱周组织。腱周组织作为保护套，便于肌腱在其中滑动。西利亚克斯博士（Cyriax, 1983）做出推论，认为微创伤累积会导致腱周组织形成瘢痕。随后这种瘢痕组织会干扰肌腱的滑动，引起刺激和肿胀。损伤通常影响肌腱的侧面和前部，很少影响后部（图6.3）。

最新研究表明，在疼痛性跟腱末端病中，感觉和交感神经从肌腱旁向内生长，导致伤害性物质释放（van Sterkenburg, 2011）。有

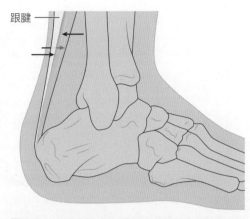

图6.3　跟腱末端病主要影响肌腱的内侧和外侧，经常影响肌腱的前部

趣的是，在2015年的一项跟腱和腱周组织的超声研究中，研究人员发现肌腱疼痛与腱旁组织增厚之间显著相关，推理这种额外增加的厚度可能导致跟腱末端病疼痛（Stecco, 2015）。这种增厚在慢性肌腱病病例中通过触诊是可以感觉到的，极有可能是西利亚克斯提到的瘢痕组织特征。

动作和功能

小腿肌肉负责足部的跖屈，还可提供足部和踝关节的稳定性。腓肠肌也协助膝关节屈曲，在跳跃、短跑和举重相关的爆发性动作中较为活跃。比目鱼肌的组成大部分为耐疲劳的慢收缩纤维，在站立、行走和慢跑中更加活跃。

评估

观察

由于跟腱末端病与过度旋前或僵硬的高弓足有关，所以观察运动员的赤足行走，可发现患足过度旋前或旋前受限（表示足弓僵硬）。患侧肌腱可能出现发红、肿胀和肌腱增厚等症状。

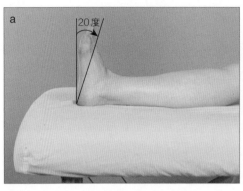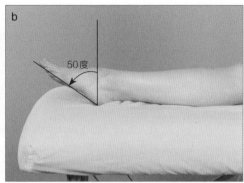

图6.4 a.最大背伸通常为20度，如果小于此，可能是小腿肌肉挛缩；b.最大跖屈通常为50度，活动范围受限可能是由于胫骨前肌张力过大

活动范围测试

跟腱是腓肠肌和比目鱼肌的共同肌腱，因此跟腱挛缩造成的关节活动范围受限，可以用主动、被动和抗阻跖屈，以及主动和被动背伸来评估。背伸的正常活动范围通常为0~20度（图6.4a），跖屈的正常活动范围通常为0~50度（图6.4b）。严重时，按摩治疗师可听到或感觉到运动时肌腱内有摩擦音或捻发音。

手动抗阻测试

跟腱末端病的最佳肌肉测试为患者双脚分开站立，踝关节跖屈，踮起脚尖（图6.5）。出现疼痛即为阳性。不太严重的病例，患者可能需要重复数次测试才能诱导疼痛发生。如果无疼痛症状，那么仅对患肢进行重复测试。

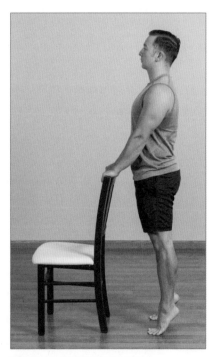

图6.5 双脚分开站立并跖屈

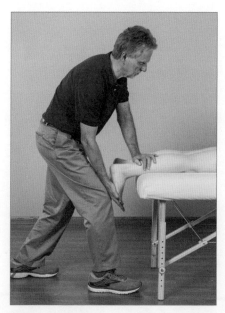

图6.6 抗阻跖屈

另一种可替代的测试是抗阻跖屈，患者俯卧于检查床，双脚悬在检查床边缘，脚踝放松。当运动员强力跖屈、等长收缩腓肠肌和比目鱼肌时，按摩治疗师在足底给予分级阻力（图6.6）。当按摩治疗师将患者踝关节被动背伸以拉伸跟腱时，可能在活动范围末端出现疼痛感。

触诊检查

对肌腱进行全长触诊，检查其有无增厚、肿胀和压痛。沿肌腱内侧或外侧也可能触及一个或多个痛性结节。跟腱被腱旁组织所包绕，故可作为带鞘肌腱来评估和治疗。带鞘肌腱最好在轻微拉伸状态下触诊，以提供一个紧实的基底便于鞘部组织与之摩擦。触诊压痛可位于肌腱的任何部位，包括肌-腱交界处（肌腱近端的平坦部分）、肌腱中部或跟骨止点处（止点肌腱病）。肌腱的一侧可能比另一侧压痛更明显，这取决于导致损伤的原因。例如，有过度旋前损伤时，肌腱内侧通常会更痛。

鉴别诊断

跟腱末端病可伴有滑囊炎或被误诊为滑囊炎。滑囊炎是肌腱在跟骨附着处其中一个滑囊的炎症。跟骨后滑囊在跟骨和肌腱之间（图6.7）；皮下滑囊在肌腱和皮肤之间。滑囊炎会因按摩而加重，冷冻治疗效果更好。

为排除跟骨后滑囊炎，在跟腱松弛时，用拇指和手指于跟骨止点前方进行触诊。压痛提示可能存在跟骨后滑囊炎。皮下滑囊炎会在跟骨处跟腱止点后方压痛，可伴有局部皮肤肿胀和增厚。

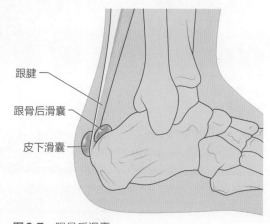

跟腱

跟骨后滑囊

皮下滑囊

图6.7 跟骨后滑囊

致伤因素

必须解决致伤因素，以防止损伤复发。若是患侧足过度旋前，可能需要定制矫形器。骨盆不平衡、下肢不等长，以及肌肉力量和长度问题也都需要纠正。导致损伤的训练因素很多，比如跑步里程过长、过度山地跑（上下颠簸）、不当拉伸和热身以及卡时间做坡英特动作（即芭蕾动作，脚尖点地）。引起损伤的生物力学因素分为过度旋前、僵硬的高弓足、腘绳肌或小腿肌群张力过大（或两者兼有）。训练装备相关的因素可能为鞋磨损、运动控制过多或过少、鞋底柔软度不够、鞋后帮太硬以致过度摩擦跟腱或鞋后帮太软而不能稳定足踝。

治疗方案

深层横向摩擦是跟腱末端病的主要治疗方法。问题的严重程度和发病时间长短都是影响康复的因素。

其典型疗程如下。

1. 对整个小腿进行按压性轻抚、压迫性揉捏和拓宽横向纤维按摩，进行整体热身，以降低腓肠肌和比目鱼肌的张力，再对其进行纵向平推按摩。

2. 进行促进拉伸。拉伸结合热身按摩有助于进一步降低过大的张力，缓解跟腱紧张。

3. 患者呈俯卧姿势，屈膝，足稍背伸使患侧跟腱保持一定张力。注意避免过度拉伸跟腱，以免在其两侧触诊不清。按摩治疗师抵住患者足部，用拇指或手指指腹对跟腱上的一个或两个痛点进行触诊。以深层横向摩擦法来回滚动按摩，就像在拇指或食指和中指之间滚动铅笔一样（图6.8）。

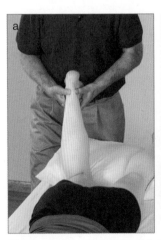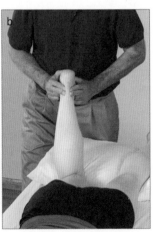

图6.8 使用a. 拇指或b. 食指和中指对轻微拉伸的跟腱进行深层横向摩擦

初次使用深层横向摩擦法按摩时，应使用中等压力，持续约1分钟，即要有足够的压力施加在腱周组织上，使手指在跟腱表面滚动。开始时，患者可能会有一些疼痛感，按摩治疗师应调整力度，使疼痛感维持在6级左右。第一分钟临近结束时，不适感通常会明显减轻。但在有些病例中，疼痛感可能保持不变，甚至加重。跟腱末端病也会影响跟腱前表面，必须同样进行治疗。被动跖屈足部，松弛跟腱，用拇指向内侧用力推动跟腱。施治手紧绷的手指在跟腱前表面进行摩擦。保持手指、手和前臂在一条直线上，肘部弯曲，通过前臂旋后和旋前产生的力进行摩擦，紧绷的手指在跟腱前方进行来回旋转按摩（图6.9）。换手，向外侧推动松弛的跟腱，在跟腱前方的其他部位重复该过程。

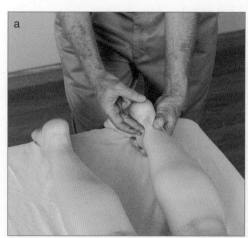 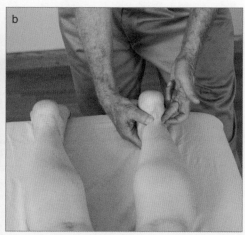

图6.9 用紧绷的手指对跟腱前方进行深层横向摩擦：a. 治疗内侧；b. 治疗外侧

4. 深层横向摩擦的第一分钟后，治疗重点转换到对整个小腿的一般性按摩，抑或是未受累的一侧小腿，给予被治疗的跟腱休息时间。

5. 回到患侧进行下一轮深层横向摩擦。此时，治疗持续时间可长达3分钟，只要疼痛评分维持在6级或以下即可。

6. 进行无痛等长离心收缩，以减少保护性抑制，并帮助肌肉恢复到完全激活状态。

7. 以对小腿肌群进行另一轮促进拉伸来结束治疗。

8. 经常冰敷对控制治疗后的疼痛至关重要。

9. 最好每隔一天给予一次治疗。初次治疗后，后续疗程的摩擦按摩的时间可以延长（共计9分钟），但每个疗程仍分成2次或3次按摩。每次按摩时间足够长，使疼痛消退至无痛。

10. 治疗的持续时间取决于损伤的严重程度、治疗的频率和运动员的自我恢复活动。

自我恢复方式

如果发现致伤因素，运动员就必须对其进行调整或消除，以确保损伤不会复发。一旦跟腱疼痛消除，就可以开始执行柔韧性和渐进性力量训练计划。游泳、水中跑和轻松骑自行车是很好的替代运动，既可减轻跟腱压力，又可保持身体良好状态。运动员只有提踵无痛后才可以跑步。当疼痛感消失后，即可开始腓肠肌和比目鱼肌的力量训练。从无负重、无阻力的重复跖屈开始，然后进阶到有阻力或负重活动，或两者兼而有之，可坐位和站立提踵、跳绳或骑自行车。拉伸训练重点放在腓肠肌和比目鱼肌，以及腘绳肌。

案例研究

患有慢性跟腱炎的跑步运动员

这是一名57岁的男患者，是一名中长跑运动员。在1984年的奥运会选拔赛上，该患者左跟腱受伤，被诊断为2级撕裂。佩戴支具6周，但没有接受手术。从那时起，该患者多次扭伤同一脚踝。目前，患者的损伤位置仍是左侧跟腱的同一部位。随着赛季开始，患者的疼痛也开始了，在跟腱下1/3处红肿、疼痛，跟骨上方有明显增厚感。按摩治疗师经查体和影像学检查后，诊断其患有肌腱炎，需要经医疗团队长期治疗才能治愈并重返赛场。按摩治疗师每周帮其进行一次积极的器具辅助软组织松解技术（instrument-assisted soft tissue mobilization，IASTM）和相关的离心练习，以强化肌腱。同时每周对其进行一次软组织按摩。

由于使用器具辅助软组织松解技术和离心运动进行物理治疗会引起炎症反应，因此进行软组织按摩的目的有两个：一是缓解疼痛和炎症，二是在整个愈合过程中保持修复组织的柔韧性。由于患处疼痛，按摩从滑动轻抚法开始以促进血流流动，并拉伸小腿软组织。缓慢深度加压有助于降低小腿肌肉张力。然后在患处周围使用压迫性揉捏，增加愈合组织的柔软度。最后，在急性损伤区域直接施加带有剪切力性质的固定－拉伸手法，同时辅以踝关节主动背伸和跖屈活动，以防止腱鞘和肌腱粘连。

通过每周定期按摩治疗，效果明显，患者逐渐从仅能走跑结合运动，最终恢复到完全能跑。

莫莉·弗斯兴格尔（Molly Verschingel），认证按摩治疗师（LMT）

休闲运动按摩有限公司，位于美国俄勒冈州泰格尔市人们常说，脚踝断了都比扭伤强。这是因为断裂被视为严重损伤，会得到精心医治，而扭伤即使有治疗也常常仅是简单处理。踝关节扭伤分为两大类：急性和慢性。急性扭伤是突然发生的，可轻可重，需要得到恰当治疗。不幸的是，许多运动员忽视轻微扭伤，容易有"走走就好了"的侥幸心理而继续训练。急性扭伤处理不当，会转变成慢性扭伤，典型特征是损伤部位无力、活动度过大，这会使踝关节反复扭伤，损伤逐渐加重。

体征和症状

急性踝内翻扭伤（外踝扭伤）表现为：受伤部位疼痛或压痛；肿胀、淤青或两者兼有；足部和腿部肌肉，特别是腓骨肌群的肌肉痉挛；有时，如果有足部发凉或感觉异常，表明可能有神经血管损伤。慢性踝内翻扭伤表现为：持续的损伤部位轻微疼痛或压痛；慢性轻微肿胀；踝关节松弛或不稳定，在日常活动中踝关节容易"错位"；出现早发型踝关节骨关节炎。

典型病史

大多数踝关节扭伤发生在踝关节外侧，由于足部的突然扭转，通常是跖屈和内翻，引起踝内翻扭伤。内踝翻扭伤可能涉及距腓前韧带、距腓后韧带、跟腓韧带和跟骰背侧韧带的拉伸或撕裂损伤（图6.10）。1级扭伤通常很轻微，按摩治疗师可予以治疗，无须经过医生。2级和3级扭伤，应立即转诊至医生或运动医学专业人员。

一旦运动员发生了急性踝关节扭伤，踝关节很容易再次扭伤，导致慢性扭伤并

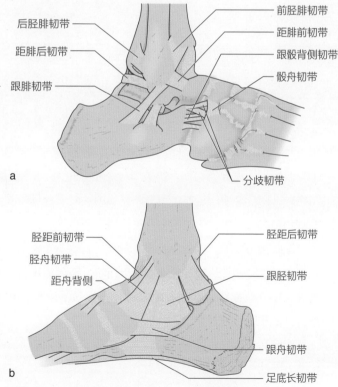

a. 踝关节外侧的韧带（标注：后胫腓韧带、距腓后韧带、跟腓韧带、前胫腓韧带、距腓前韧带、跟骰背侧韧带、骰舟韧带、分歧韧带）

b. 踝关节内侧的韧带（标注：胫距前韧带、胫舟韧带、距舟背侧、胫距后韧带、跟胫韧带、跟舟韧带、足底长韧带）

图6.10 a. 踝关节外侧的韧带；b. 踝关节内侧的韧带

伴有韧带松弛和腓骨肌无力。在某些运动中也可能会感到疼痛。

相关解剖

踝关节和足部分布有多条韧带。踝关节周围的韧带，通常根据其位置分为外侧韧带、三角韧带（内侧）和胫腓联合韧带（稳定胫骨和腓骨）。

这里重点讨论的是容易受损伤的踝关节外侧韧带（图6.11），包括距腓前韧带（anterior talofibular ligament，ATFL）、跟腓韧带（calcaneofibular ligament，CFL）、距腓后韧带（posterior talofibular ligament，PTFL）和跟骰背侧韧带（dorsal calcaneocuboid ligament，DCL）。

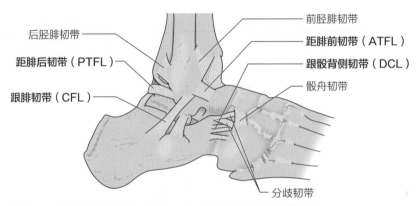

图6.11 踝关节外侧韧带（粗体名称表示外踝的常见损伤部位）

距腓前韧带是踝内翻扭伤中最常见的损伤韧带。根据熊井司及其同事（Tsukasa Kumai et al., 2002）的研究，距腓前韧带是踝关节外侧最薄弱的韧带，大约2/3的踝关节扭伤是距腓前韧带的孤立性损伤。踝关节处于中立位时，韧带接近水平；背伸时，韧带松弛；跖屈时，韧带紧缩。足部在用力跖屈、内翻时，此韧带易受损伤。通常，损伤首先发生在腓骨起点，但严重的扭伤也会损伤到远端止点。

跟腓韧带是第二大常见的损伤韧带，即使在1级扭伤中也是如此。当踝关节处于中立位时，跟腓韧带从腓骨尖端附着处向下及略向后走行，附着于跟骨外侧偏后区域。当足处于中立位或背伸位时，用力内翻踝关节，会损伤跟腓韧带，一般先损伤腓骨附着点，再伤及跟骨附着点。

距腓后韧带起自腓骨远端后方，向后走行并附着于距骨后方的外侧结节，在稳定踝关节方面的作用较小，通常只有在足部完全背伸时才会遭受扭伤，是3种韧带中最不易损伤的韧带。

此外，跟骰背侧韧带在1级扭伤中很常见，故而纳入本讨论。不要把跟骰背侧韧带与分歧韧带的跟骰部分混淆。跟骰背侧韧带是连接跟骨前背侧和骰骨背侧的薄阔韧带。

跟骰背侧韧带在足部的位置使其在足部跖屈时受到应力。人们认为跟骰背侧韧带在所有翻转扭伤中的损伤率为5%~6%（Lohrer et al., 2006）。

重要的是，腓骨肌群很可能在急性外踝扭伤时被拉伤。当足部内翻力量超过了腓骨肌群的拮抗力量时，就会造成腓骨肌群1级甚至2级拉伤，尤其是腓骨短肌。

评估

急性扭伤

运动员对扭伤过程和疼痛部位的自述是评估的基础。

观察

踝关节外侧是否有肿胀和瘀青的表现，有时淤青会因重力作用弥散至足部下方，甚至扩散到足趾。触摸足温，特别注意足部是否发凉，发凉可能是神经血管损伤的表现。

活动范围测试

测试无痛主动和被动关节活动范围，重点是跖屈和内翻。肿胀和疼痛可能会妨碍正常活动。记录运动员报告的疼痛部位。

手动抗阻测试

在腓骨肌群的抗阻测试中，若发现疼痛和无力，表明肌腹或肌腱有拉伤。

触诊检查

仔细进行触诊检查，定位疼痛感最强烈的区域，找出原发性损伤部位。由于距腓前韧带是最常损伤的韧带，仔细触诊骨附着点时运动员往往会感到剧烈的针刺样疼痛。触诊足部和腿部的肌肉，特别是腓骨肌群，检查有无肿胀、痉挛和疼痛。

慢性扭伤

运动员对原发性损伤情况的自述，以及持续存在的功能障碍（疼痛、无力、不稳定）构成评估的基础。

观察

慢性扭伤往往在原发性损伤发生很长时间后形成，表现为轻微肿胀，这种现象在反复扭伤的病例中很常见。

活动范围测试

测试足和踝关节的无痛主动和被动活动范围，重点关注跖屈和内翻。记录运动员报告的疼痛部位。尽管慢性扭伤通常会导致关节松弛，但在某些情况下，愈合不良的韧带的瘢痕组织会限制关节活动范围。被动内翻或跖屈时，常因韧带与跟骨或周围组织粘连而疼痛。

手动抗阻测试

在腓骨肌群的抗阻测试中，若发现疼痛、无力，表明肌腹或肌腱存在持续、未治疗的拉伤。被动内翻会牵拉损伤的肌肉或肌腱组织而引起疼痛，或由于损伤的韧带与其下方骨骼或周围软组织粘连而引起疼痛。

触诊检查

进行仔细触诊检查，对每条可疑韧带中疼痛感最强烈的区域进行定位，明确目前的损伤部位。距腓前韧带是最常损伤的韧带，仔细触诊骨附着点时，运动员往往会感到轻微的疼痛。触诊足部和腿部肌肉，特别是腓骨肌群，是否有痉挛、纤维化、压痛或萎缩。

注意事项和禁忌证

避免拉伸刚受损的组织。

鉴别诊断

踝关节骨折、距骨顶骨折和跟腱或腓骨肌腱断裂。

致伤因素

必须解决持续病因，以防止损伤复发。骨盆不平衡、下肢不等长以及肌肉力量和长度问题也都需要纠正。此外，踝关节扭伤后恢复不彻底会导致关节不稳定、无力和疼痛。如果要恢复踝关节正常功能，必须解决这些致伤因素。导致这种损伤的训练因素，分为拉伸和热身不当以及缺乏足踝复合体的力量训练。影响这种损伤的生物力学因素，分为既往踝关节扭伤、过度内翻、足踝过度活动以及小腿和足部的肌力和长度问题。训练装备相关的因素可能为鞋磨损、运动控制过多或过少、鞋底柔软度不够、鞋后帮太硬摩擦跟腱，或鞋后帮太软而不能稳定足踝。

治疗方案

任何严重急性扭伤均可接受运动按摩治疗。一旦踝关节扭伤转为慢性，很可能形成粘连，此时深层横向摩擦是首选方法。

急性损伤治疗方案

对于医生处理完的2级、3级扭伤，以及受伤后已过24小时的1级扭伤，按摩治疗师可进行温和、无痛的轻抚，以帮助运动员减轻踝关节周围肿胀。随着肿胀和炎症消退（24~72小时），可增加轻柔、无痛的深层横向摩擦，刺激损伤韧带形成适当的瘢痕，防止粘连形成。随着患处逐渐愈合（肿胀和炎症消失），可以进行力度更大的深层横向摩擦，但要保持无痛。运动员在负重时应继续保护踝关节，并保持踝关节主动、非负重的运动，比如绕踝运动。

慢性损伤治疗方案

由于最初扭伤后疤痕组织和粘连形成的可能性非常大，因此可以通过测试和触诊检查来确定疼痛感最强烈的位置，并施以深层横向摩擦。其典型疗程如下。

1. 对整个小腿进行按压性轻抚、压迫性揉捏和拓宽横向纤维按摩，进行整体热身，降低腓肠肌、比目鱼肌、胫骨前肌和腓骨肌的张力。

2. 再对胫骨前肌和腓骨肌群进行促进拉伸。拉伸结合热身按摩，有助于进一步降低肌肉过大的张力，改善足踝复合体的运动。

3. 根据评估结果，对受累韧带应用拓宽横向纤维按摩。对损伤部位进行摩擦处理时，首先保持韧带在松弛位，然后调整至拉紧位（图6.12~图6.14）。由于韧带位于浅层，因此只要使用较小的压力就可以按摩到。使用拇指指腹或绷直的其他手指进行拓宽横向纤维按摩。

初次使用拓宽横向纤维按摩时，应使用中等压力，持续30~60秒，即有足够的压力使韧带能紧贴在下方的骨面上进行按摩。开始时运动员可能会有些痛苦，按摩治疗师应该调整力度，使疼痛感保持在6级左右。在这个疗程接近结束时，通常疼痛感明显减轻。但在某些情况下，疼痛感会持续存在，甚至可能加重。

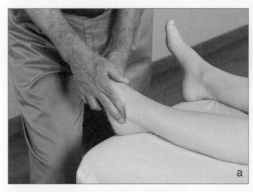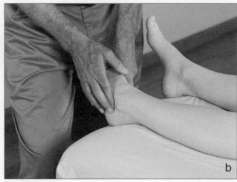

图6.12　距腓前韧带的深层横向摩擦：a. 保持足部轻微跖屈和外翻，使韧带松弛，用绷直的手指在腓骨远端韧带上进行深层横向摩擦；b. 保持足部跖屈和内翻，以拉紧附着在距骨上的韧带，用绷直的手指在腓骨远端韧带附着点上进行深层横向摩擦

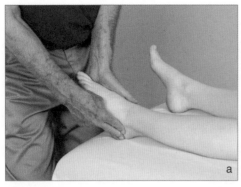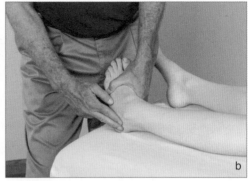

图6.13 跟腓韧带的深层横向摩擦：a. 保持足轻微外翻，使韧带松弛，用绷直的手指在腓骨远端韧带附着点上进行深层横向摩擦；b. 将足部内翻，拉紧跟骨附着点的韧带，用绷直的手指在腓骨远端韧带附着点上进行深层横向摩擦

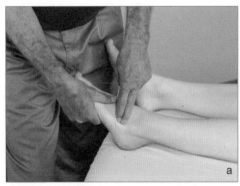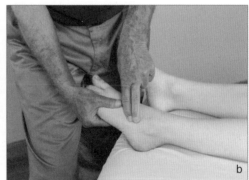

图6.14 跟骰背侧韧带的深层横向摩擦（这是一个短韧带，可以用两个手指并排进行按摩）：a. 保持足处于中立位以松弛韧带并进行摩擦；b. 保持足处于跖屈位，前足向内侧旋转以拉紧韧带并进行摩擦

4. 在第一轮深层横向摩擦后，治疗重点转换到对整个小腿的一般性按摩，抑或是未受累的一侧小腿，给予被治疗的肌腱休息时间。

5. 回到患侧进行下一轮深层横向摩擦。此时，治疗持续时间可长达3分钟，只要疼痛维持在6级或以下即可。

6. 再对腓骨肌群和胫骨前肌进行一轮促进拉伸后，治疗结束。

7. 理想情况下，每隔一天给予一次治疗。初次治疗后，后续疗程的摩擦按摩的时间可以延长（共计9分钟），但每个疗程仍分成2次或3次按摩。每次按摩时间足够长，使疼痛消退至无痛。

8. 治疗的持续时间取决于损伤的严重程度、治疗的频率和运动员的自我恢复活动。

自我恢复方式

如果发现致伤因素，运动员必须对其进行调整或消除，以确保损伤不会复发。游泳、水中跑和轻松的自行车运动是很好的替代运动，可以在保持身体适应性的同时减少踝关节压力。运动员还可以进行胫骨前肌和腓骨肌群的力量训练。当负重无痛时，进行平衡练习能刺激本体感觉系统，保护踝关节免受内翻扭伤。平衡训练可以通过单脚站立、闭眼单脚站立、使用平衡木或半球形平衡训练器来完成。

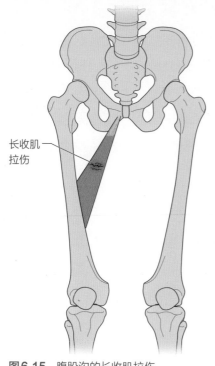

长收肌
拉伤

图6.15 腹股沟的长收肌拉伤

腹股沟"拉伤"是指耻骨肌、短收肌、长收肌、大收肌和股薄肌5块内收肌中的一块或多块肌肉被拉伤。当内收肌产生的张力超过其承受力时，内收肌会产生损伤。长收肌拉伤是内收肌群损伤中最常见的类型。这可能是股骨外展时该内收肌缺乏机械优势所致（图6.15）。

在大多数运动中，腹股沟拉伤的确切发生率尚不清楚，也鲜有报道，因为运动员经常在腹股沟轻微疼痛时也照常运动。重叠诊断也会对腹股沟拉伤发生率的报告产生影响。2010年，泰勒（Tyler）及其同事报告了对26支国家曲棍球联盟球队进行研究的结果，发现2003~2009年，腹股沟拉伤的发生率逐年增加，与常规赛和季后赛相比，在季前赛期间受伤率最大。在全世界的职业曲棍球和足球运动员中，有10%~11%的损伤报告显示腹股沟拉伤。这些损伤与髋部肌肉无力、该区域之前就有的损伤、季前赛训练和经验水平息息相关（Tyler, Silvers and Gerhardt, 2010）。

体征和症状

腹股沟区域疼痛是内收肌拉伤最常见的症状，尤其是患肢内收或屈髋时。拉伸内收肌群也可能引起损伤部位疼痛。腹股沟拉伤可能是一种急性损伤；也可能表现为因持续几个月的过度使用而造成的损伤，这种情况通常会导致肌腱病。慢性腹股沟拉伤也可能是急性损伤愈合不良的结果，肌腹或肌-腱交界处的瘢痕组织会持续出现症状。在急性腹股沟损伤中，运动员可能听到撕裂声或感觉到撕裂，随即出现疼痛。根据不同的严重程度，急性腹股沟损伤可能还会出现大腿内侧肿胀、瘀青。急性腹股沟损伤通常仅发生在受累肌肉的肌-腱交界处。过度使用性腹股沟损伤，其疼痛往往更多表现在耻骨上的肌腱附着点处。慢性腹股沟损伤多表现在原发性损伤部位，因此，可在肌腹、肌-腱交界处或肌腱附着点处出现阳性体征。

典型病史

腹股沟拉伤常见于需要跑步、跳跃和快速改变方向或加速度的运动，如足球或曲棍球运动。在冰球运动中，腹股沟损伤是很常见的，因为滑冰时使用的对角步幅使腹股沟肌肉处于离心应力状态，下肢在快速外展外旋（如滑冰）或突然改变方向时，内收肌过度拉伸和离心收缩，可能造成组织张力超过其承受力。足球运动员的腹股沟拉伤，可能源于速度和方向快速变化，也可能由侧向运球造成。长跑运动员在不平坦的地形跑步时同样有腹股沟拉伤的风险。武术运动员若在疲劳或没有完全热身时就进行高踢腿，也可能会引起腹股沟拉伤。

腹股沟拉伤的首要风险因素是既往的腹股沟拉伤史。许多专家将此归因于旧伤未愈，从而使内收肌群无力和不灵活。当然，柔韧性较差是内收肌拉伤的一个因素，因为在滑冰、踢腿和跑步活动中，髋关节外展和内旋的活动范围降低，这对内收肌群施加了额外的纵向和旋转应力。内收肌和外展肌之间力量不平衡，是腹股沟拉伤的主要诱因。正常情况下，内收肌力量应等于或大于外展肌力量的80%。泰勒及其同事（Tyler et al., 2002）评估了58名专业冰球运动员的内收肌与外展肌力量比，发现力量比小于80%的运动员具有更大的拉伤风险。

相关解剖

内收肌群由5块肌肉组成（图6.16），起点在耻骨上相对较小的区域（大收肌的一部分除外），止点为股骨后内侧（股薄肌除外，其止点在胫骨上）。一些解剖学教师使用口诀"grab my leg baby, please"（此句每个单词的首字母为以下肌肉的英文单词的首字母）来帮助学生记住从远端到近端的内收肌群：股薄肌、大收肌、长收肌、短收肌和耻骨肌。

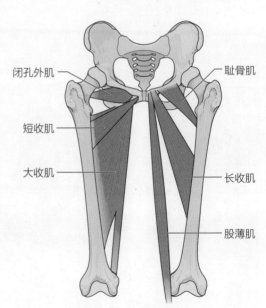

闭孔外肌
耻骨肌
短收肌
大收肌
长收肌
股薄肌

图6.16 内收肌群：耻骨肌、短收肌、长收肌、大收肌、股薄肌

动作和功能

在开链运动中，内收肌群的主要功能为：大腿内收（例如，踢足球或摆动腿）、协助内旋（这就是髋关节强力外旋会导致内收肌拉伤的原因）、外展和后伸结束时下肢减速（如滑冰）、负重时稳定下肢和骨盆。在闭链运动中，内收肌群在稳定髋关节和控制下肢力线时可能产生显著张力。

此外，股薄肌可辅助大腿或膝关节屈曲。大收肌（特别是后侧头）被认为是第四腘绳肌，因为它就像腘绳肌一样，附着在整个坐骨结节上，受坐骨神经支配，而非闭孔神经，使人可在髋关节处后伸大腿。

评估

观察

急性腹股沟拉伤的运动员，通常在规律性内收（有时外展）运动时会出现很强的不适感，尤其是在做包含髋关节屈曲的运动时，如上下车、爬楼梯和穿袜子。急性腹股沟拉伤也可能表现出弥漫性瘀伤。慢性腹股沟拉伤表现出许多相同的症状，只是强度较低，通常主诉为弥漫性、难以定位的钝痛。

活动范围测试

对运动员进行主动和被动活动范围测试，以确定无痛运动的阈值。除了测试单平面髋关节屈曲、伸展、内收、外展和内外旋外，可能还有必要通过FABER（髋关节屈曲、外展和外旋的组合）测试检查三平面运动，以确定疼痛位置。

手动抗阻测试

如果急性腹股沟拉伤的疼痛到了无法耐受最低限度的检查的程度，那么实施功能性肌肉测试时要很谨慎。通常先测试健侧。慢性腹股沟拉伤的确切位置（无论是在肌腹、肌－腱交界处，还是在肌腱止点）通常可以通过肌肉抗阻测试来确定。

腹股沟拉伤最常见的肌肉测试是在单腿抗阻内收的几个位置进行（腿部伸直，膝关节和髋关节屈曲、轻微外展和外旋）。改变测试位置，可以帮助精确定位

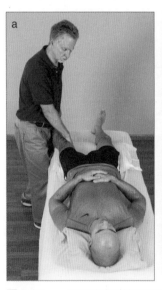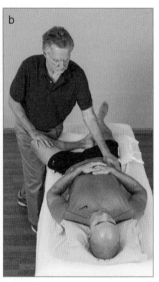

图6.17 a. 腿部伸直时抗阻内收；b. 髋关节和膝关节屈曲、外展、外旋时进行FABER测试

疼痛位置。两个测试位置的示例见图6.17。

触诊检查

对于急性和慢性腹股沟拉伤，触诊检查可以发现一些不明显的损伤组织疼痛。虽然

运动员通常能指出确切的疼痛部位，但从业者还是有必要对整个内收肌群进行触诊，包括耻骨附着点（在运动员知情同意的情况下），以确定病变的确切位置。

注意事项和禁忌证

应避免在股三角区直接压迫股动脉、静脉和神经。部分急性腹股沟拉伤伴有肿胀、瘀斑，在这些情况缓解之前，应避免深度按摩。

鉴别诊断

急性腹股沟拉伤的诊断通常比较简单，而慢性腹股沟疼痛问题的诊断可能相当具有挑战性。阿洛玛（Alomar, 2015, p.1）认为：

"慢性腹股沟疼痛尤其难以诊断、治疗和康复，这浪费了运动员很大一部分训练和比赛的时间。治疗这种疾病之所以复杂，在于其需要做大量的鉴别诊断和区别可能诊断之间的症状重叠。"

腹股沟疼痛的主要疾病还包括运动疝、股骨髋臼撞击综合征（femoroacetabular impingement，FAI）、耻骨炎和髋关节盂唇撕裂等，从业者诊断时须谨慎。

致伤因素

有研究证明，腹股沟拉伤的主要风险因素是既往损伤。这很可能是由于旧伤未愈造成的，因此必须彻底解决旧伤，才能预防问题发生。深层横向摩擦有助于解决先前受伤肌肉的瘢痕组织问题，但还需要解决更多问题，因为疼痛的消退并不是运动员准备重返赛场的有效指标。如前所述，肌肉力量失衡是腹股沟拉伤的主要诱因，因此需要制订全面的力量和柔韧性训练计划以减少或消除致伤因素。

治疗方案

腹股沟拉伤的治疗，主要是对测试和触诊后明确的疼痛区域进行深层横向摩擦。腹股沟拉伤最常见的肌肉是长收肌，治疗位置通常在肌肉的耻骨附着点远端5厘米处。摩擦按摩最好以小力度进行，一个疗程数次，如有可能，每周进行2~3个疗程。轻度深层横向摩擦对腹股沟拉伤的急性病例颇有疗效，这是整体按摩治疗计划的一部分。出现瘀伤时，要避免按摩。在

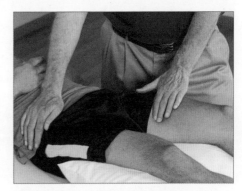

图6.18　使用平指进行急性腹股沟拉伤的轻度深层横向摩擦

急性病例中，用平指手法轻轻沿着损伤组织进行深度横向摩擦，揉散并整理肌纤维，从而防止愈合中的肌纤维发生交叉和粘连（图6.18）。

慢性腹股沟拉伤可能是急性损伤尚未完全愈合造成的，也可能是因反复微损伤导致的过劳性损伤。功能障碍组织可能出现在肌腹、肌-腱交界处或肌腱附着部位。对于慢性损伤，使用深层横向摩擦，可帮助身体组织质量正常化。根据病变的位置，可以使用平指、拇指或钳形手法进行深层横向摩擦（下文已详细列出）。慢性长收肌肌腹拉伤的典型治疗过程如下。

1. 对整个下肢进行按压式轻抚和压迫性揉捏，进行整体热身，降低周围组织的张力。

2. 再对股四头肌、髋内收肌群和髋外展肌群进行促进拉伸。拉伸结合热身按摩有助于进一步降低受累肌肉的张力。

3. 运动员在治疗床上呈仰卧姿势，保持舒适卧姿，膝后垫枕使髋关节于无痛的屈曲和外展位，使长收肌易于触及。

4. 用拇指、食指和中指呈钳形手法，在距耻骨附着点远端约5厘米处，小心夹持长收肌。保持钳形手法，来回牵拉肌腹，施加中等压力进行深层横向摩擦（图6.19）。

5. 初次使用深层横向摩擦时，使用中等压力，即压力足以使组织黏合并能横向摩擦，持续时间1分钟。开始时运动员可能会感到有

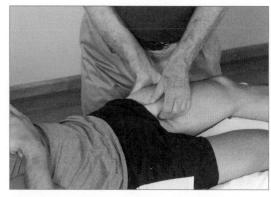

图6.19 钳形手法，中等力度的深层横向摩擦按摩治疗慢性长收肌拉伤

些疼痛，因此按摩治疗师应该调整力度，使疼痛感维持在6级左右。在第一分钟临近结束时，不适感通常会明显减轻。但对于有些病例，疼痛感可能保持不变，甚至加重。

6. 之后，治疗重点转回到对整个下肢的一般性按摩，抑或转向未受累侧，给予被治疗的组织休息时间。

7. 返回长收肌进行下一轮深层横向摩擦。此时，治疗持续时间可能长达3分钟，只要疼痛小于或等于6级即可。

8. 进行无痛的等张离心收缩，以帮助减少保护性抑制，并帮助肌肉恢复至完全激活。

9. 再对内收肌群进行一轮促进拉伸后，治疗结束。

10. 经常冰敷对控制治疗后的疼痛十分重要。

11. 最好每隔一天进行一次治疗。初次治疗后，后续疗程的摩擦按摩的时间可以延长（共计9分钟），但每个疗程仍分成2次或3次按摩。每次按摩时间应足够长，使疼痛消退至无痛。

12. 治疗的持续时间取决于损伤的严重程度、治疗的频率和运动员的自我恢复活动。

自我恢复方式

如果发现致伤因素，运动员必须对其进行调整或消除，以免二次损伤。一旦腹股沟疼痛消除，运动员即可开始进行渐进性的拉伸和力量训练计划。

由于柔韧性受限与急、慢性腹股沟拉伤密切相关，运动员应对自我恢复方式进行计划，比如活动前的动态热身和促进拉伸，可以改善髋关节外展、屈曲以及内外旋的活动范围受限。由于力量不平衡与急、慢性腹股沟拉伤也相关，因此进行纠正性训练计划对最大限度地降低二次损伤风险至关重要。根据泰勒及其同事（Tyler et al., 2010）的研究，如果一个职业曲棍球运动员的内收肌力量低于其外展肌力量的80%，那么这位运动员的内收肌拉伤风险是其他运动员的17倍。向心收缩力量训练（如夹球训练）和全幅度内收训练（坐位、侧卧）均有助于增强内收肌的力量。

离心训练之所以很重要，是因为离心收缩能训练内收肌的减速功能。离心力量训练项目包括使用滑轮机或弹力带做站立位内收和PNF螺旋-交叉腿训练。

慢性腘绳肌腱病是一种常见的跑步损伤，其病程会经历长达3个月的少或无症状期。然后由于运动强度增加，如在训练方案中增加速度训练或山地跑，疼痛可能突然发作。

体征与症状

慢性腘绳肌腱病通常表现为腘绳肌近端肌-腱交界处、坐骨结节处或两者兼有的疼痛。运动员主诉臀褶下疼痛，下坐时疼痛加剧。

典型病史

慢性肌腱病是一种过度使用性损伤，会出现渐进性疼痛，通常在致伤性运动发生后的6周至3个月，随着肌腱退行性变化而逐渐出现。有轻到中度症状的运动员常继续训练，期望能克服病痛。慢性肌腱病的早期阶段，运动员在运动开始时感到轻微疼痛，一旦完全热身，疼痛就会消失。如果没有处理好损伤，运动开始时的疼痛时间会慢慢延长，并且运动后身体一旦冷却也会出现症状。忽略肌腱病变早期迹象并忍受疼痛的运动员，可能会出现更严重的情况，届时需要更长时间才能解决。

相关解剖

腘绳肌群（图6.20）由股二头肌（长头和短头）、半膜肌和半腱肌组成。腘绳肌近端附着于坐骨结节（坐骨）。股二头肌和半腱肌附着于坐骨后内侧，并与骶结节韧带的纤维混合，后者附着于骶骨外下侧（图6.21）。半膜肌起点在坐骨结节后外侧，位于半腱肌和股二头肌深面、大收肌水平纤维束浅层。

动作和功能

腘绳肌是主要的屈膝肌，协助臀大肌后伸髋关节。膝关节弯曲至90度时，股二头肌使胫骨外旋，而半腱肌和半膜肌使胫骨内旋。

在行走、跑步和跳跃活动中，腘绳肌离心收缩能缓冲髋关节屈曲和膝关节伸展，以控制腿部接近地面时的前向运动。此外，腘绳肌离心收缩时还具有稳定膝关节的功能，并在屈膝着地时对抗旋转力。

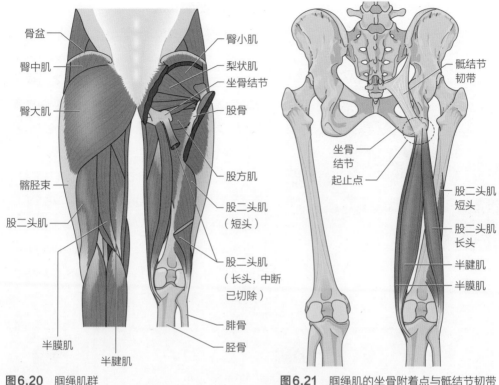

图6.20 腘绳肌群

图6.21 腘绳肌的坐骨附着点与骶结节韧带融合

评估

观察

慢性腘绳肌腱病常出现在坐骨结节上的附着部位。如果在起点远端也出现疼痛，表明股二头肌可能在肌-腱交界处损伤。如果运动员没有主诉症状，但在运动按摩期间感觉到组织疼痛，则因为疾病尚未发作，以下评估可能无法定位问题区域。如果运动员有症状，以下检查应该呈阳性，但并不总是呈阳性。

活动范围测试

双侧腘绳肌、股四头肌和髂腰肌张力过大与骨的相互作用不平衡，成为肌腱病的温床。在进行直腿抬高测试或屈髋90度位的伸膝测试时，在腘绳肌腱被动拉伸的过程中可能会感觉疼痛。

手动抗阻测试

如果以下测试使运动员再现疼痛或显示肌肉无力或肌腹痉挛，则认为这些测试结果为阳性。

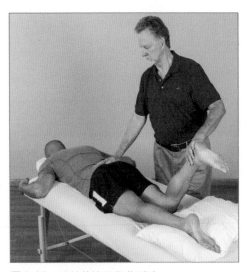

图6.22 膝关节抗阻屈曲测试

膝关节抗阻屈曲测试

患者呈俯卧姿势，患肢膝关节屈曲约90度。从业者用一只手稳定髋关节和腿部，另一只手在患者脚跟处提供阻力。然后，嘱患者缓慢等长收缩腘绳肌（膝关节屈曲），将收缩强度逐渐增加到最大（图6.22）。如果患者出现疼痛或痉挛，则结束测试。

如有需要，从业者可以在屈膝位旋转胫骨，进一步辨别腘绳肌损伤的具体部位：即腘绳肌内侧群可以通过向外旋转胫骨，使脚跟指向身体中线进行检查（图6.23a）；腘绳肌外侧群可以通过向内侧旋转胫骨，使脚跟偏离身体中线进行检查（图6.23b）。

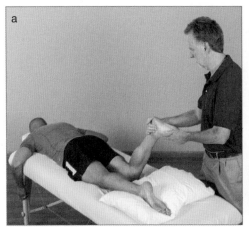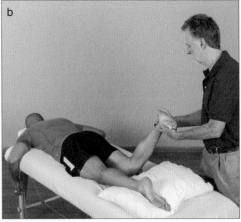

图6.23 在膝关节抗阻屈曲测试中进一步辨别：a.腘绳肌内侧群肌腱；b.腘绳肌外侧群肌腱

髋关节抗阻伸展测试

患者呈俯卧姿势，患侧膝关节屈曲约90度。按摩治疗师将一只手放在大腿远端，提供阻力，此时患者缓慢等长收缩腘绳肌（和臀大肌），尝试伸展髋关节，并逐渐增加至最大力量（图6.24）。如果出现疼痛或痉挛，则结束测试。

如果这些测试中有任何一项为阳性，按摩治疗师随后进行触诊，确定运动员主诉疼痛区域中的确切病变部位。若测试没有诱发疼痛，则表明存在轻微损伤，但仍有必要对腘绳肌进行触诊，找到主诉疼痛区域的病变部位。

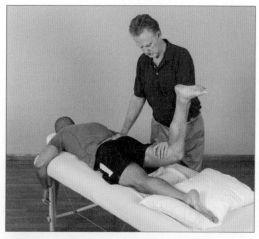

图6.24 髋关节抗阻伸展测试

触诊检查

腘绳肌腱病出现在起点或近端肌-腱交界处比止点处更常见。触诊疼痛表明存在活动性损伤。如果起点处有压痛，则肌-腱交界处几乎都有压痛。触诊检查应评估骶结节韧带的压痛，因为骶结节韧带实际上是股二头肌和半腱肌起点的延伸。通常，若骶结节韧带是病变部位，那么坐骨结节在触诊时则不会疼痛。

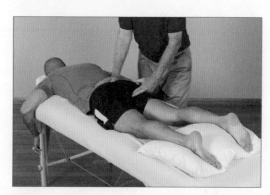

图6.25 腘绳肌起点触诊

有多种姿势可对坐骨结节上腘绳肌的起点进行准确触诊。请记住，肌腱既宽又厚。触诊时运动员呈俯卧姿势，脚踝加垫以放松腘绳肌，按摩治疗师用指腹触诊坐骨结节。在运动员主诉疼痛感最强烈的区域，以适度压力使肌腱紧贴在坐骨结节上，并进行拓宽横向纤维按摩。拓宽横向纤维

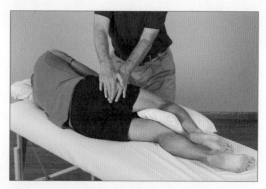

图6.26 腘绳肌半膜肌腱触诊

按摩范围要足够大，才能完整检查整个肌腱起点（图6.25）。对于较深的损伤，必须使深层的半膜肌腱更靠近体表才能有效触及。此时让运动员侧卧，患肢在上，膝和髋屈

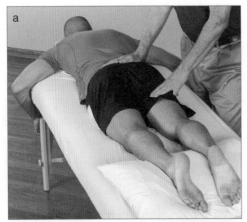

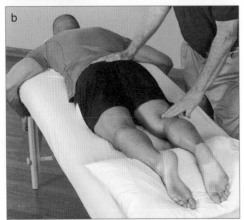

图6.27 触诊：腘绳肌腱连接的近端（a）与远端（b）

曲放松。按摩治疗师站在运动员前方，施加摩擦手法按压触诊坐骨结节（图6.26）。该姿势有利于按摩治疗师使用自身重力进行按摩。

在肌-腱交界处进行触诊检查时，手指平放在疑似区域，向下施加适度压力，然后沿与纤维交叉的方向移动，以评估疼痛情况（图6.27）。由于此处组织较宽，可能需要分几次完成检查。

注意事项和禁忌证

摩擦按压检查的位置有时可能在腹股沟区附近，因此在治疗前应提前告知运动员，并获得其知情同意。

鉴别诊断

坐骨神经痛、梨状肌综合征和坐骨结节滑囊炎。

致伤因素

腘绳肌腱病变与过度使用有密切关系。致伤因素包括：训练量过大或强度过高，比如运动员从长距离慢速跑转换到快速跑或山地跑；缺乏适当的拉伸和热身；生物力学因素，诸如骨盆不平衡、长短腿、肌肉力量不平衡或长度不均衡或两者兼具（缩短的股四头肌和无力、紧张的腘绳肌）以及跑步中的跨步，可能使腘绳肌腱病变持续存在或加重；腘绳肌和臀肌可能没有按照正确的顺序收缩；装备问题，如跑鞋磨损或折断、矫形器不合适和自行车配置不当等。

治疗方案

用深层横向摩擦治疗腘绳肌腱病极为有效。该治疗手法最好在一个疗程中，以轻力度分多次进行，如果可能，每周最好进行2~3个疗程。当采用这种方法治疗时，即使是长期存在的肌腱病变，也会在相对较短的时间内产生良好的反应。

其典型治疗过程如下。

1. 对整个下肢进行按压式轻抚和压迫性揉捏，进行整体热身，降低周围组织的张力。

2. 再对腘绳肌和小腿后侧肌群进行促进拉伸。拉伸结合热身按摩，有助于进一步降低肌腱的张力。

3. 治疗坐骨结节位置的病变时，运动员取俯卧位，脚踝加垫以放松腘绳肌。按摩治疗师用指腹触压坐骨结节，如图6.25所示。在运动员主诉疼痛感最强烈的区域，以适度压力使肌腱紧贴在坐骨结节上，并施加深度横向摩擦。深度横向摩擦的范围必须足够大，才能完整按摩整个肌腱附着处。初次使用深层横向摩擦时，使用中等压力，即要有足够的压力使组织能贴合在骨面上"摩擦"，持续时间1分钟。开始时运动员可能会有些疼痛，按摩治疗师应调整力度，使疼痛感维持在6级左右。接近第一分钟结束时，不适感通常会明显减轻。但在有些病例中，疼痛感可能保持不变，甚至加重。

4. 对于较深的损伤，需要将深层的半膜肌腱贴近体表便于触诊和有效治疗。如图6.26所示，运动员取侧卧位，患肢在上，膝、髋屈曲放松。按摩治疗师站在运动员前方，手指绷紧在坐骨结节处实施深度横向摩擦。保持对坐骨结节的适度压力，手臂伸直，以弓步姿势前后摇摆，利用自身重力和巧劲进行按摩。

5. 对肌-腱交界处进行深层横向摩擦时，利用平指对可疑部位施加适度的向下压力，然后横向移动以治疗病变，如图6.27所示。由于此处组织较宽，可能需分区完成按摩。

6. 在进行深层横向摩擦第1分钟后，将治疗重点转换到对整个下肢的一般性按摩，抑或是未受累的一侧下肢，给予被治疗的肌腱休息时间。

7. 返回病变区域进行下一轮深层横向摩擦。此时，治疗持续时间可长达3分钟，只要疼痛维持在6级或以下即可。

8. 进行无痛等长离心收缩，以减少保护性抑制，并帮助肌肉恢复到完全激活状态。

9. 再对腘绳肌和小腿后侧肌群进行一轮促进拉伸后，治疗结束。

10. 经常冰敷对控制治疗后的疼痛非常重要。

11. 最好每隔一天给予一次治疗。在初次治疗后，后续疗程的摩擦按摩的时间可以延长（共计9分钟），但每个疗程仍分成2次或3次按摩。每次按摩时间应足够长，使疼痛消退至无痛。

12. 治疗持续时间取决于损伤的严重程度、治疗的频率和运动员的自我恢复活动。

自我恢复方式

如果发现致伤因素，运动员必须予以调整或者消除，以确保损伤不复发。一旦肌腱疼痛症状消失，运动员就可以开始进行柔韧性和渐进性力量训练计划。所有类型的腘绳肌损伤都要评估腘绳肌和股四头肌之间的力量比。骨盆不平衡同样会对腘绳肌产生过度拉伸应力，导致腘绳肌同时被拉伸和拉紧。一旦这些不平衡情况得到纠正，就要开始进行腘绳肌、小腿后侧肌群、股四头肌和屈髋肌群的促进拉伸。

治疗性离心练习是目前公认的辅助康复治疗肌腱病的首选手段。库什曼和黎奥（Cushman & Rho, 2015, p.3）认为："与向心练习相比，离心练习的优势在于能产生更大的肌腱负荷，增加胶原蛋白合成，减少新生血管形成，以及减小肌腱用力和放松引起的力量变化。"

案例研究

右腘绳肌损伤的铁人三项运动员

这是一名42岁的男性患者，也是铁人三项运动员。在一次公路自行车骑行训练时遭慢速行驶的汽车撞击，他翻过引擎盖后摔倒在地。虽未受到严重损伤，但患者主诉其右膝后外侧疼痛。他在继续训练（游泳、跑步、骑自行车）时，感觉右腿不适。右髋、右腘绳肌和右小腿有"充血和紧绷"感。另外，在跑步和骑自行车时，感觉右膝有弹响感（患者认为约2级疼痛）。尽管右小腿没有受伤，但在游泳和自行车运动中，右小腿会抽筋。

在评估中，膝关节伸直时，右腘绳肌腱远端外侧出现轻度刺激症状，而在膝关节屈曲时没有症状。辅助被动直腿抬高时左腿可达90度，此时无疼痛，有中度拉伸感。辅助被动直腿抬高右腿时，右腿在抬高至80度时出现轻度紧张，但无疼痛。对股二头肌远端进行触诊，有轻度疼痛。因此，评估结果为右侧腘绳肌远端轻度拉伤。

治疗涵盖整个右腿，即从臀部到小腿。按摩首先在臀大肌和臀中肌上进行，以放松臀部肌肉。随后患者取俯卧位，屈膝，旋转右侧髋关节，进行内外旋转固定－拉伸。对腘绳肌群使用按压、滑动、固定－拉伸等手法按摩，重点按摩股二头肌。在股二头肌远端的肌－腱交界处施加软组织辅助松解技术。按摩治疗师用硅胶杯对整个腘绳肌群进行拔罐和走罐。

完成上一步后，患者改仰卧位，按摩治疗师给患者进行辅助拉伸。以多个角度进行拉伸，从垂直向上拉伸到交叉对角拉伸，使腘绳肌群的不同纤维均得到拉伸。当患者在仰卧位、下肢伸直向内侧拉伸时，按摩治疗师固定患肢，嘱患者主动屈伸膝关节，在股二头肌的肌－腱交界处施加固定－拉伸手法。最后，按摩治疗师以各种手法按摩右小腿后肌群（按压、揉捏、滑动），并在按摩治疗师辅助下，完成小腿后肌群的拔罐治疗。

伤病虽不能阻止运动员训练，但会大大影响其运动表现，令人苦恼。患者计划为将来的铁人三项赛加强训练，但担心病情恶化。患者仍跟随教练继续训练，但每周来治疗一次，持续约6周。右侧腘绳肌腱是治疗重点，其他部分的治疗次之。治疗期间，教练与按摩治疗师持续沟通，交换记录和跟踪恢复进展。如果教练注意到运动员右腿无法做某个动作，按摩治疗师会在疗程中做出调整。按摩治疗师还告知了教练所进行的治疗类型，并建议按治疗改变当天的训练计划，以帮助其恢复。到第6周结束时，运动员患侧腘绳肌柔韧性与健侧相当；股二头肌远端触诊无疼痛，右小腿痉挛消失。

这个案例的治疗是成功的，运动员运动无碍，腘绳肌不再疼痛。该运动员在为夏威夷科纳的铁人三项世界锦标赛进行训练时，教练和按摩治疗师继续合作，保持联系。

德莱尼·法默（Delaney Farmer），注册运动防护师（LAT），
认证按摩治疗师（LMT），认证运动防护师（ATC）
PRM运动理疗中心，位于美国华盛顿州贝尔维市

髂胫束综合征

髂胫束综合征（iliotibial band syndrome，ITBS）是一种过度使用性损伤，其特征为在Gerdy's结节（位于胫骨近端外侧）髂胫束止点处或股骨外侧髁近端处疼痛，或两处均有疼痛感。髂胫束综合征通常出现在下肢过度内旋的新手跑步运动员身上，并且运动员在成长的每一个阶段都可能受此影响。此外，髂胫束综合征也常见于自行车、足球、划船运动员和徒步者中。髂胫束紧张可能是由于阔筋膜张肌和臀大肌的张力过大或股外侧肌肥大（股外侧肌从深面顶压髂胫束，产生过度张力）引起，或两者均有。

尽管传统上人们把髂胫束综合征视为摩擦综合征，也就是，在膝关节屈伸活动时，由髂胫束与股骨外上髁来回摩擦引起的，但新证据则显示还有其他原因。2007年，费尔克拉夫（Fairclough）及其同事发表了一项关于髂胫束解剖结构的深入研究，专门寻求髂胫束在股骨外上髁摩擦或滚动的证据。随后研究发现，髂胫束（围绕大腿的阔筋膜增厚层）通过肌间隔筋膜牢固附着于股骨粗线上。髂胫束远端以粗纤维束附着于股骨外侧髁和外上髁（有时在触诊时会误认为功能失调性粘连）及胫骨外侧的Gerdy's结节，并通过筋膜与髌骨外侧相连。笔者认为，这些解剖附着结构阻止了髂胫束在股骨外上髁来回移动，而髂胫束综合征的疼痛，是髂胫束和股骨髁之间具有丰富神经血管的脂肪垫受压所致。费尔克拉夫认为："髂胫束综合征与髋部和腿部肌肉功能受损有关，病痛的缓解只能通过适当恢复大腿下段肌肉力量的平衡来实现。"（Fairclough et al., 2007, p.74）基于以上发现与其他解剖学和生物力学研究的新证据，盖斯勒和拉岑比（Geisler & Lazenby, 2017）建议将髂胫束综合征重新命名为髂胫束撞击综合征，以重新审视该疾病的评估和治疗方法。

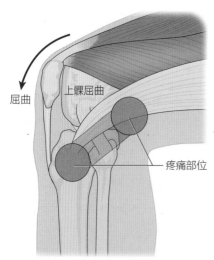

屈曲

上髁屈曲

疼痛部位

图6.28 典型的髂胫束损伤部位

体征与症状

运动员通常仅在股骨外上髁近端或在胫骨近端（Gerdy's结节）出现压痛，当在膝关节屈伸过程中按压股骨外上髁时，患者会主诉剧烈烧灼样疼痛（图6.28）。当膝关节屈曲30度时，疼痛尤为严重。

典型病史

与所有过度使用性损伤一样，髂胫束综合征相关疼痛的发作是渐进性的，随着运动员继续训练而逐渐恶化。当运动员调整或暂停训练时，疼痛通常会减轻，一旦训练增强又会发作。

相关解剖

髂胫束是阔筋膜外侧的纤维性增厚，阔筋膜是一种筋膜鞘，像长袜一样包绕着大腿肌肉。部分阔筋膜起点在髂前外侧结节和阔筋膜张肌（tensor fasciae latae，TFL）上。阔筋膜分两层沿着大腿外侧向下行，一层在阔筋膜张肌浅层，另一层在阔筋膜张肌深层。这两层在阔筋膜张肌远端，接收阔筋膜张肌纤维后混合编织成一条纤维束。该纤维束在髂胫束处继续向下，越过股骨外侧髁分成两部分：髂髌束和止点在胫骨近端的Gerdy's结节处的远端束（图6.29）。

臀大肌也有纤维编入髂胫束中。英格拉哈姆（Ingraham，2018b, p.77）的观点是：

"虽然臀大肌也一定程度地使用髂胫束作为肌腱，但其连接角度奇特，即臀大肌的运动可能不会直接牵拉作用在髂胫束上（如大多数的肌-腱作用关系），而是通过侧向牵拉增加了它的张力（如拉紧弓弦）。"

有趣的是，一些权威专家认为髂胫束以腱性部分止于股骨外侧髁，然后以一条韧带从股骨外侧髁延伸至Gerdy's结节。在这种情况下，髂胫束既是阔筋膜张肌和臀大肌附着在股骨上的长肌腱，也是连接股骨和胫骨的韧带。

动作和功能

髂胫束的主要功能是稳定膝关节，比如在行走、跑步、骑自行车等运动过程中发挥作用。作为阔筋膜张肌的腱性部，髂胫束有助于外展、内旋和屈曲大腿。作为臀大肌的腱性部，髂胫束可能有助于大腿的外旋和后伸。髂胫束也会通过髂髌束影响髌骨运动轨迹，当髌骨运动轨迹外偏时，被认为是由髂胫束引起的。

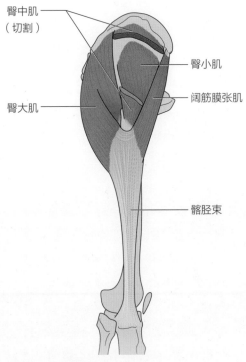

图6.29 髂胫束

评估

关节活动范围

　　主动屈伸膝关节，尤其是在抗阻条件下，髂胫束可能会压迫股骨髁处的脂肪垫，使运动员产生疼痛感。髋关节主动外展也可能会产生疼痛感。

手动抗阻测试

　　阔筋膜张肌的抗阻测试可能会加重运动员的疼痛。患者取侧卧位，患髋外展至约与肩等宽，将一只手放在患者髋部，另一只手放在膝关节下方（避免压迫疼痛组织），用力抵抗运动员髋部外展的力量（图6.30）。阔筋膜张肌和臀中肌的等长收缩可能导致疼痛感增加，使髂胫束综合征测试结果呈阳性。

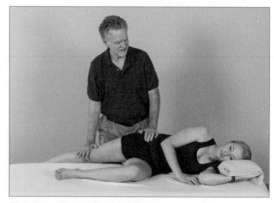

图6.30　抗阻等长外展测试

　　如果运动员出现髂胫束综合征，在做Ober's测试时可能也会疼痛（该测试用于测试阔筋膜张肌的张力和髂胫束挛缩）。自1935年弗兰克·奥伯博士首次引入此评估以来，测试方法出现了许多的

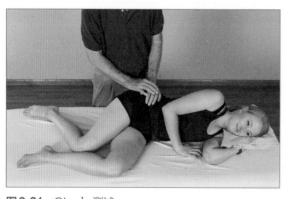

图6.31　Ober's测试

变化。其中一种方法是：运动员取侧卧位，健侧在下，屈髋、屈膝以提供稳定支撑并防止躯干旋转；患侧髋关节外展并稍后伸，屈膝约20度（将髂胫束置于大转子中心位置），按摩治疗师稳住患者骨盆并支撑膝关节，然后嘱患者内收大腿（这可以是被动或主动运动），就像将患侧膝盖置于健侧后方一样（图6.31）。阔筋膜张肌的张力过大或髂胫束挛缩时无法完成内收动作，即Ober's测试结果呈阳性。这项检查也可能增加运动员的疼痛感。

触诊检查

虽然运动员通常可以指出疼痛的确切部位，但按摩治疗师仍需对整个髋关节外侧肌肉组织（以确定肌腹张力过大的位置）以及髂胫束的远端1/3处进行触诊，也包括股骨外侧髁和Gerdy's结节。

注意事项和禁忌证

罕见情况下，髂胫束和股骨外侧髁上方之间的滑膜囊存在炎症。如果按摩治疗在膝关节远端进行，按摩治疗师则应避免在腓骨头附近的腓总神经上施加过度压力。

鉴别诊断

股二头肌腱病、外侧副韧带扭伤、外侧半月板撕裂和上胫腓关节扭伤。

致伤因素

髂胫束综合征由多种因素引起并持续存在，比如过度使用性因素和生物力学因素。与过度使用性损伤相关的训练因素包括里程过长、训练强度突然增加以及不良拉伸习惯等。生物力学因素包括过度旋前、弓形腿、内八跑、膝关节力学控制不佳、踝关节活动范围受限和股外侧肌过度发达等，这些情况在自行车运动员中尤其常见。装备相关因素可能涉及跑鞋外足底磨损、矫形器断裂或自行车上的配置不当。

治疗方案

当髂胫束综合征被视为摩擦综合征时，按摩治疗师选择深层横向摩擦对其进行治疗。由于多数证据表明髂胫束综合征是一种压迫综合征，伴有阔筋膜张肌和协同的髋关节外展肌力量不足，但张力却很大，因此治疗手段已发生变化。其典型治疗过程如下。

1. 对整个下肢进行按压性轻抚和压迫性揉捏，进行整体热身，降低周围组织的张力。

2. 再对股四头肌、臀大肌、腘绳肌和髋关节外展肌群进行促进拉伸。拉伸结合热身按摩，有助于进一步降低张力和髂胫束的牵拉张力。任何时候，这些拉伸都不能称为髂胫束拉伸。

3. 由于髂胫束是阔筋膜鞘的一个增厚部分，因此促进髂胫束和底层组织相互滑动的能力有助于预防粘连的发生，而粘连可能会增加髂胫束的应力。对股四头肌群进行拓宽横向纤维按摩，要特别注意髂胫束深面的股外侧肌（图6.32）。对阔筋膜张肌和臀大肌也进行拓宽横向纤维按摩。

图6.32 对股四头肌进行双向拓宽横向纤维按摩: a. 从外侧到内侧; b. 从内侧到外侧

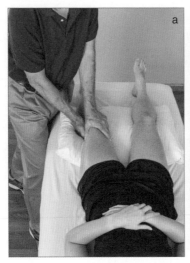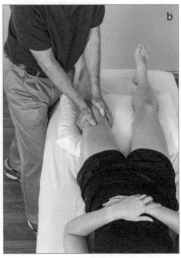

4. 用平指或松拳手法对髂胫束和深面的股外侧肌进行整体前后移动按摩，有助于筋膜层之间的自由运动（图6.33）。

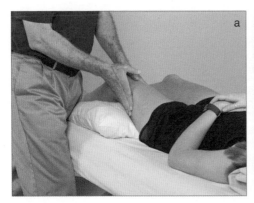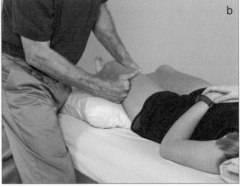

图6.33 使用a. 平指手法或b. 松拳手法让髂胫束在股外侧肌表面前后移动

5. 用松拳手法沿髂胫束进行无痛纵向平推按摩（旨在将力量渗入股外侧肌）可能有助于提高其柔韧性，改善其与股外侧肌之间相对滑动的能力（图6.34）。

6. 对股四头肌腱的外上方（股直肌和股外侧肌），即其汇入外侧支持带处，施加细致摩擦按摩（图6.35）。

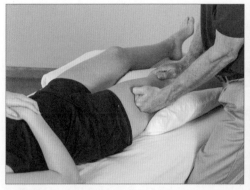 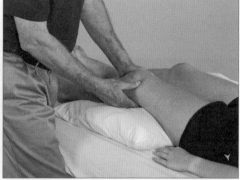

图6.34 以松拳手法沿髂胫束进行纵向平推按摩　**图6.35** 对股四头肌腱的外上方进行摩擦按摩

7. 由于髂胫束从股骨髁到Gerdy's结节的部分通常被认为是韧带，因此深层横向摩擦可应用于该部位的疼痛区域和相邻的髌外侧支持带（图6.36）。

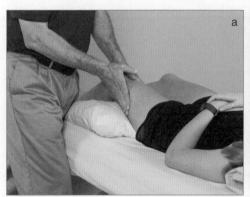 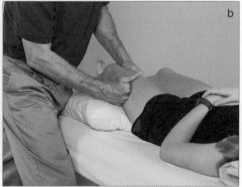

图6.36 对a. Gerdy's结节和b. 髌外侧支持带施加摩擦按摩

8. 对阔筋膜张肌、臀大肌和协同的髋外展肌群进行另一轮促进拉伸后，治疗结束。

9. 经常冰敷对帮助控制治疗后的疼痛很重要。

10. 病情缓解所需的治疗总次数取决于损伤的严重程度、治疗的频率和运动员的自我恢复活动。

自我恢复方式

如果发现致伤因素，运动员必须进行调整或消除，以降低复发率。由于髂胫束综合征会伴有灵活性受限，因此运动员应制订自我康复计划，包括运动前的动态热身和用于改善髋关节外展、屈曲、后伸以及内外旋活动范围的促进拉伸。运动员还必须注意踝关节灵活性，因为背伸受限与髂胫束综合征相关。此外，由于髋外展肌群力量不平衡也与髂胫束综合征有关，所以着手进行纠正性训练可最大限度地降低二次损伤的风险，这至关重要。

马拉松选手的髂胫束综合征

这是一名40岁的女性马拉松运动员，就诊时距计划中的马拉松比赛还有2周。患者主诉跑步时左膝外侧疼痛。患者已开始逐渐减少训练，但担心无法继续比赛。诊断评估显示，触诊时左大腿外侧紧张，左髋关节被动内收活动度减少。治疗方案包括：首先对左大腿外侧走罐；然后对大腿进行拓宽按摩，对髂胫束进行拓宽横向纤维按摩；接着，对阔筋膜张肌和髋外侧肌群进行纵向平推按摩；放松患处组织之后，对髋关节外展和屈曲肌群进行促进拉伸，将髋关节内收至阻滞点，嘱患者在按摩治疗师施加的阻力下，等长收缩髋外展肌10秒；在收缩放松时，将髋关节内收至下一个阻滞点，并重复该顺序。家庭康复的方式有：指导患者使用硬式按摩球或泡沫轴对阔筋膜张肌和髋外侧肌进行自我肌筋膜放松、对屈髋肌和外展肌进行自我拉伸；还指导患者进行髋外展肌力量训练，以减少膝关节外侧被动支持组织拉伤的可能性。

治疗后，患者髋关节内收增加，大腿外侧触诊张力降低。她能够通过自我恢复持续减轻症状，并在2周后成功完成了马拉松。

厄尔·温克（Earl Wenk），注册运动防护师（LAT），
认证按摩治疗师（LMT），认证运动防护师（ATC），体能训练专家（CSCS）
人体绩效集体企业有限责任公司，位于密歇根大学安娜堡分校

膝关节内侧副韧带（medial collateral ligament，MCL）是稳定膝关节的4条主要韧带之一。它附着在股骨内侧髁和胫骨内侧髁之间，是膝关节最常损伤的韧带之一，也称为胫侧副韧带。膝关节内侧副韧带的主要功能是抵抗膝关节的外翻应力（使股骨内侧和胫骨内侧产生间隙的运动或压力）。

体征与症状

膝关节内侧副韧带扭伤的体征和症状取决于其损伤程度。通常，运动员会主诉膝关节内侧疼痛和僵硬，也可能诉关节失稳，仿佛膝关节可能在压力下脱位或膝关节可能会交锁。从坐位站起，运动员可能会感到疼痛。2级和3级扭伤会出现肿胀迹象，甚至可能跛行。周边肌肉组织的夹板作用有助于支撑内侧膝关节。（有关扭伤体征和症状的详细说明，请参阅第4章。）

典型病史

在冲撞性运动中，膝关节内侧副韧带的急性扭伤通常是脚掌着地时，膝关节外侧遭受直接冲击，或运动员尝试快速改变方向，但着地脚的移动速度却跟不上身体速度所致。运动员也可能在跳跃落地、自行车上跌落以及在潮湿或结冰的道路上跑步滑倒时发生扭伤。扭伤更严重时，运动员可能会主诉受伤时听到咔嗒声或撕裂声。

慢性膝关节内侧副韧带扭伤是一个或多个急性扭伤没有完全愈合所致。慢性扭伤通常伴有膝关节内侧副韧带松弛。增加膝外翻应力的运动也可能会引起疼痛。

相关解剖

膝关节内侧副韧带是一条扁平而坚韧的纤维结缔组织束，跨越膝关节内侧，从股骨内侧髁到胫骨内侧髁（图6.37）。膝关节内侧副韧带由浅深两层组成，浅层起自股骨内侧髁上方，止于胫骨内侧髁下方，而深层同时也附着在内侧半月板上。通常，韧带深层容易先受损伤，这可能并发内侧半月板损伤。

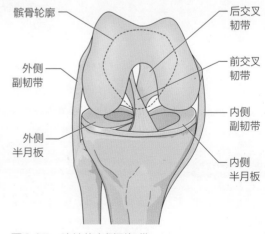

髌骨轮廓　　后交叉韧带

外侧副韧带　　前交叉韧带

外侧半月板　　内侧副韧带

内侧半月板

图6.37　膝关节内侧副韧带

评估

观察

　　膝关节内侧副韧带扭伤的主要诊断提示来自运动员对损伤的描述。患者从坐位转换到站立时，可能会有点跛行，或因疼痛而畏缩。严重扭伤可能表现为膝关节内侧肿胀，肿胀可能扩大至小腿。

手动抗阻测试

　　一般使用外翻应力测试膝关节内侧副韧带扭伤。运动员躺于检查床上，膝关节完全伸直。检查者将头端的手顶住膝外侧，尾端的手握住踝关节。用头端的手从膝外侧向中线施加推力，同时用尾端的手将小腿外展拉开（图6.38a）。这种组合运动对膝关节施加了外翻应力，就如要分离股骨和胫骨使之产生间隙一样。接着，使运动员屈膝30度，重复测试（图6.38b）。任何松弛体征均要与健侧膝关节进行比较。如果有膝关节内侧副韧带扭伤，膝关节内侧也会出现压痛和疼痛。

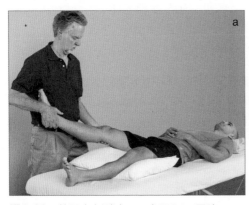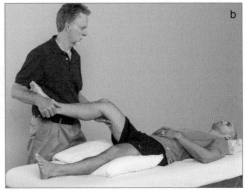

图6.38 外翻应力测试：a. 直腿和b. 屈膝

触诊检查

　　触诊韧带并注意压痛点。通常，压痛最明显的位置在关节间隙处，然后是韧带在股骨或胫骨的附着点。此外，周围肌肉可能会有过大的张力和压痛，特别是在由股薄肌、缝匠肌和半腱肌组成的鹅足腱止点处。

鉴别诊断

　　内侧半月板撕裂或损伤、前交叉韧带撕裂、胫骨平台骨折、股骨损伤或骨折、髌骨半脱位或脱位、膝关节内侧挫伤。

致伤因素

导致这种损伤的训练因素有不当拉伸和热身、缺乏髋关节和膝关节力量训练、缺乏落地控制训练。损伤相关的生物力学因素包括既往的膝关节内侧副韧带扭伤、过度旋前以及下肢和足部的肌肉力量和长度问题。

治疗方案

治疗方案根据损伤是急性还是慢性而制订。

急性损伤的治疗

任何程度的急性扭伤均可从按摩治疗中获益。医师明确诊断的2级和3级扭伤及超过24小时的1级扭伤，按摩治疗师可给予温和、无痛的轻抚按摩，以帮助减轻膝关节内侧周围组织的肿胀和压痛。随着肿胀和炎症消退（24~72小时），应用温和、无痛的深层横向摩擦，可以刺激适当的瘢痕生成，防止粘连。随着损伤愈合（肿胀和炎症消退），深层横向摩擦的力度可以更大，但前提是患者不能感到疼痛。西利亚克斯（Cyriax, 1983）建议在其活动范围的两端（屈膝和伸膝）给予韧带深层横向摩擦，以防止韧带与股骨髁间形成功能障碍性粘连。

慢性损伤的治疗

一旦形成粘连，深层横向摩擦则是消除粘连的首选方法。慢性内侧副韧带的典型治疗过程如下。

1. 对整个大腿和小腿进行按压性轻抚和压迫性揉捏以及拓宽横向纤维按摩，进行整体热身，降低股内侧肌、缝匠肌、股薄肌和半膜肌的张力。

2. 运动员取仰卧位，膝关节置于无痛伸直位，并在膝关节内侧副韧带上施加深层横向摩擦，特别注意触痛最严重的部位。膝关节伸直时，予以横向前后按摩（图6.39a）。深层横向摩擦30 ~ 40秒后，将患者膝关节屈曲30度以上，只要患者不感觉到疼痛即可，并重复使用深层横向摩擦。随着膝关节屈曲，韧带走行方向与胫骨长轴一致，横向摩擦方向要相应倾斜（图6.39b）。

   初次使用深层横向摩擦时，使用中等压力，即要有足够的压力使韧带能贴合在下方骨面上，持续约1分钟。开始时运动员可能会有些疼痛，按摩治疗师应调整力度，使疼痛维持在6级左右。接近第一分钟结束时，不适感通常会明显减轻。但对于有些病例，疼痛感可能保持不变，甚至加重。

3. 深层横向摩擦的第一分钟后，按摩重点转换到步骤1中所述的腿部肌肉，对其进行一般性按摩，或转换到未受累侧，给予治疗的韧带休息时间。

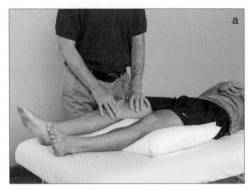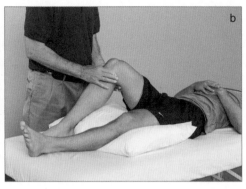

图6.39　用深层横向摩擦治疗膝关节内侧副韧带损伤：a.伸膝位；b.屈膝位

4. 返回患处，分别在伸膝和屈膝位进行另一轮深层横向摩擦。此时，治疗持续时间可能长达3分钟，只要疼痛保持在6级或6级以下即可。

5. 理想情况下，每隔一天进行1次治疗。初始治疗后，后续疗程的摩擦按摩的时间可能更长（总计最长9分钟），但每个疗程分成2或3次进行。每次按摩时间要足够长，以使疼痛消退至无痛。

6. 治疗的持续时间取决于损伤的严重程度、治疗频率以及运动员的自我恢复活动。

自我恢复方式

　　如果发现致伤因素，运动员必须调整或消除，以降低复发的可能性。无疼痛促进拉伸腘绳肌、股四头肌和内收肌，有助于维持和改善膝关节的屈伸功能。随着疼痛的减轻，可以根据耐受情况，增加各种无负重的力量训练。比如，股四头肌收缩运动、直腿抬高、坐位屈髋、站位伸髋、站位腘绳肌卷曲等。然后，力量训练可进阶到负重练习，此时重点在于提高膝关节稳定性和抵抗外翻的能力。

髌腱末端病，也称为"跳跃者膝"，是一种与跑跳运动相关的过度使用性损伤，如长期进行排球、篮球、足球运动引起的损伤等。与大多数过度使用性损伤一样，疼痛的发作通常是渐进性的，往往直至病情严重才引起重视。

体征与症状

髌腱末端病表现为在髌骨上方或下方的局限性膝关节疼痛。通常在髌骨下极肌腱附着处发作（图6.40），而在髌骨上发作极不常见，在胫骨结节上的髌腱远端附着处发作则更为罕见。通常很少出现或没有肿胀。运动员的典型主诉为损伤部位的局部性疼痛，或股四头肌容易疲劳。疼痛常因长期负重屈膝和各种体育活动而加重（如跑步、打篮球或排球、跳现代舞蹈或芭蕾等）。运动员还可能主诉上下楼会引起疼痛。

典型病史

髌腱末端病是一种过度使用性损伤。由于肌腱发生退行性变化，通常在初次损伤后6周至3个月出现渐进性疼痛。伴有轻至中度疼痛症状的运动员常继续训练和比赛，希望疼痛能自愈。如果运动员忽视了肌腱病变的早期症状，并继续强忍疼痛训练，很可能导致更严重的问题，这需要3至6个月的时间才能解决。

相关解剖

髌腱通过髌骨将股四头肌附着于胫骨，从髌骨到胫骨的部分也称为髌韧带（图6.41）。

评估

观察

视诊可发现与健侧相比，患侧股四头肌

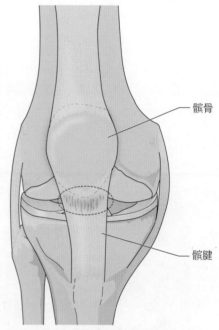

图6.40　髌骨下极是髌腱末端病的常见发作部位

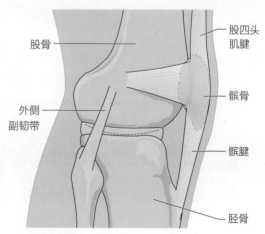

图6.41　髌腱

和腓肠肌萎缩。鲁达夫斯基和库克（Rudavsky & Cook, 2014, p.124）的研究表明："继续训练和比赛的运动员，即使是精英，会因疼痛被迫减轻负荷，也难免出现肌肉力量和维度的下降。"

胭绳肌和股四头肌柔韧性降低以及踝关节背伸灵活性不足时，常并发髌腱末端病，而且可能是其致病原因。

手动抗阻测试

髌腱末端病的常用肌肉测试方法是抗阻伸膝测试。运动员可以取坐位或俯卧位，测试开始时，患膝屈曲约90度，按摩治疗师强力抵抗运动员股四头肌的等长收缩（图6.42）。测试期间，髌骨若有疼痛增加的现象，结果视作呈阳性。

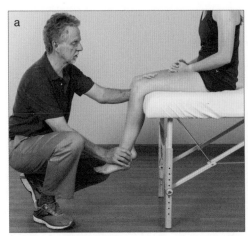
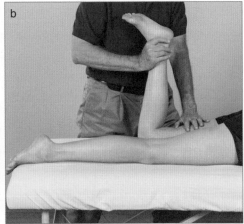

图6.42 髌腱末端病的抗阻伸膝测试：a. 坐位；b. 俯卧位

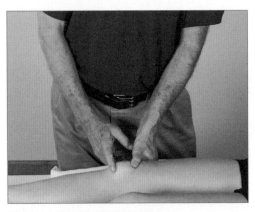

图6.43 触诊倾斜髌骨的下极

触诊检查

触诊检查显示髌骨下极有明显的局部压痛，与运动员主诉的疼痛位置一致。此时可以注意到肌腱增厚，但很少感觉到肿胀。准确的触诊方法是，先下推髌骨使其下极前倾，然后再检查整个髌骨下缘（图6.43）。

注意事项和禁忌证

如果向后挤压髌腱，而不是沿髌骨下缘进行触诊，那么将会触及髌下滑囊（图6.44）。此时也可能发现压痛，但这是滑囊受刺激引起的，有别于我们所评估的髌腱末端病。

鉴别诊断

髌股疼痛综合征和滑膜皱襞综合征有许多相同的疼痛特征，要注意区分。

致伤因素

导致损伤的训练因素可能有跑步里程过长、下坡跑、重复跳跃（如排球和篮球）和高强度有氧运动等。生物力学因素可能有过度旋前、髌骨运动轨迹异常和股四头肌力量快速增加等。与装备相关的因素可能有跑鞋的磨损或折断、矫形器不合适、自行车配置问题以及在不当的地面上进行有氧舞蹈等。

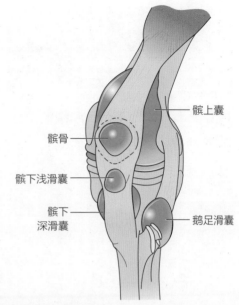

图6.44 髌下滑囊

治疗方案

治疗的主要措施是对触诊时发现疼痛的肌腱区域，进行深层横向摩擦。摩擦按摩最好在一个疗程中以较轻的力度多次进行，如果可能，每周进行2~3次。其典型疗程如下。

1. 对整个下肢进行按压式轻抚、揉捏以及拓宽横向纤维按摩，进行整体热身，降低周围组织的张力。

2. 再对股四头肌、腘绳肌和小腿肌群进行促进拉伸。拉伸结合热身按摩有助于进一步降低张力，减轻肌腱紧张。

3. 运动员在治疗床上呈舒适的仰卧姿势，膝下仅垫薄枕，使膝关节能充分伸直，使髌骨能被按摩治疗师自如推动。

4. 要有效地进行深层横向摩擦，需正确定位髌骨。髌腱末端病最常见的发作部位在髌骨下极，下推髌骨使其下极前倾，暴露整个髌骨下缘。这里有一种既简单又舒适的手法，即将非治疗手的虎口指蹼卡住髌骨上极，朝床面方向推压髌骨（图6.45）。此时，髌骨下缘就会向上"弹起"，让需要按摩的位置充分显露出来。此时可触及下极，用绷直的手指沿髌骨整个下缘进行按摩。髌骨内侧下方通常

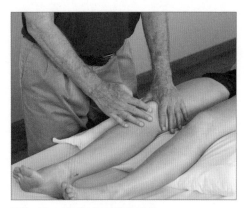

图6.45 髌骨的深层横向摩擦

是疼痛感最强烈的部位，也是最常损伤的部位，可采用深层横向摩擦。刚开始时，使用中等力度，即要有足够的压力使组织能贴合在骨面上"摩擦"，持续约1分钟。开始时运动员可能会有些疼痛，按摩治疗师应调整力度，使疼痛维持在6级左右。接近第一分钟结束时，不适感通常会明显减轻。但对于有些病例，疼痛感可能保持不变，甚至加重。

5. 此时，治疗转换到对整个下肢进行一般性按摩，抑或转换到健侧，给予治疗的肌腱休息时间。

6. 回到患侧肌腱，再进行一轮深层横向摩擦。此时，治疗持续时间可能长达3分钟，只要疼痛保持在6级或6级以下即可。

7. 给予无痛的等长离心收缩，有助于减少肌肉保护性抑制，并帮助肌肉恢复到完全激活状态。

8. 以对股四头肌进行另一轮促进拉伸来结束治疗。

9. 经常冰敷对帮助控制治疗后的疼痛很重要。

10. 理想情况下，隔一天治疗一次。在初次治疗后，后续疗程的摩擦按摩的时间可以更长（总计长达9分钟），但每个疗程仍分成2或3次完成。每次按摩时间要足够长，以使疼痛消退至无痛。

11. 总疗程取决于损伤的严重程度、治疗的频率和运动员的自我恢复活动。

自我恢复方式

如果发现致伤因素，运动员必须调整或消除，以确保损伤不会再次发生。一旦肌腱疼痛消除，渐进性力量训练计划就可以开始实施了。黎奥及其同事（Rio et al., 2015, p.1282）进行的一项研究发现，单次的股四头肌等长收缩练习可立即减轻髌腱疼痛，效果持续至少45分钟。他们的研究结果表明："髌腱疼痛影响肌肉抑制，等长收缩运动可能用于减轻疼痛和改变肌肉抑制，而不降低肌肉力量。"目前，进行等长收缩练习的最佳运动量尚未确定。

更传统的力量训练方案包括无负重直腿抬高、短弧股四头肌收缩、改良下蹲（负重）和其他强化股四头肌肌–腱功能单位以及纠正髌骨运动轨迹的训练。居家促进拉伸训练，如对股四头肌、屈髋肌、腘绳肌、阔筋膜张肌和小腿后肌群进行拉伸，有助于改善关节活动范围并减少对髌腱的过度牵拉。

有膝关节疼痛的铁人三项运动员

　　这是一名54岁男性患者，除右膝外侧和踝关节疼痛外，无其他健康问题，但他无法跑步或进行户外训练。他是合气道黑带，直到10年前还在练习。患者想参加铁人三项并开始训练，但膝关节疼痛问题使他每况愈下。训练中，患者还出现了小腿痉挛。患者曾被诊断为C5-C6-C7椎管狭窄。患者2~3年前因车祸，右踝关节内侧副韧带断裂，右膝关节内侧损伤。影像结果显示整个腰背部、髋关节和腿部存在明显的姿势异常和肌肉失衡，以及右膝关节内侧手术切口部位上存在瘢痕组织。

　　治疗方案包括按压性轻抚（评估组织张力、张力点、滑动度、黏度）、节律性按压（增加血流量、降低整体张力）、压迫性揉捏（增加组织液交换、梳理组织层次、提升组织活性）、肌筋膜松解以及对整个下背部、臀部、腿部和足部的肌肉组织进行拓宽，横向纤维按摩。此外，对屈髋肌、伸髋肌和腓骨肌群进行特定的促进拉伸。对于膝关节损伤，给予纵向平推和多向摩擦按摩，以软化瘢痕组织、减轻疼痛。

　　经过两个月的治疗后，患者训练时，髂胫束、膝关节和髋关节问题已经消失。患者于2015年初开始接受治疗，但受膝关节疼痛和髂胫束问题的影响，使他无法参加2016年的全铁赛，不过他完成了2016年的一个半铁赛和2017年的一个全铁赛，并且成绩优异。自此，患者进行多次半马和全马跑，患处没有出现任何问题。并且即使进行了较长时间的比赛，恢复时间也很短。在艰苦的训练季，患者仍坚持每2周做1次运动后的按摩保养，非赛季时每个月做1次。

芭芭拉·（博里）·苏里亚尼［Borbala（Bori）Suranyi］，认证按摩治疗师（LMT），临床骨科手法治疗认证（COMT），连续执行操作测试认证（CPT）

腓骨肌腱病往往继发于急性或慢性踝关节扭伤，涉及腓骨长肌和腓骨短肌（也称为腓长肌和腓短肌）。在第三腓骨肌位置少见这种损伤。

体征与症状

腓骨肌腱病可伴有外踝或其近端轻度肿胀和触痛。患者可能主诉疼痛或酸痛会随着活动而加剧，如行走、跑步、脚掌站立、足跖屈与足内翻拉伸时。当足内翻拉伸或抗阻外翻时，也会出现疼痛感。

典型病史

患腓骨肌腱病的运动员一般会主诉有急性外踝扭伤、慢性踝关节扭伤以及踝关节不稳的病史。作为一种过度使用性损伤，腓骨肌腱病会经历一个相当长的发病过程，随着肌腱上的应力持续存在，症状逐渐恶化。

相关解剖

腓骨长肌起自腓骨外侧面上2/3处，伴腓骨向下走行，经外踝后方，越过足底浅层，止于足内侧纵弓的第一跖骨基底外侧面和内侧楔骨。腓骨短肌位于腓骨长肌深面，起自腓骨外侧面下2/3处，行于外踝后方，止于第五跖骨粗隆。腓骨肌群（图6.46）起协同作用，在开链运动中使足外翻，在闭链运动中稳定足踝，与胫骨后肌共同起着"马镫肌"的作用，支持足的纵弓。

腓骨长、短肌腱通过外踝后方时，被滑膜鞘包绕。鞘管起保护套的作用，使肌腱能在骨骼周围滑动，理论上可减少摩擦。西利亚克斯博士与其他专家认为，急性损伤或累积性微损伤，会导致腱鞘瘢痕形成。这种瘢痕组织会影响肌腱的正常滑动，并引起刺激和肿胀。西利亚克斯将此情况分4个常见部位：1个在腓骨长肌肌–腱交界处，3个在肌腱上（外踝水平、外踝上方、外踝下方）（图6.47）。

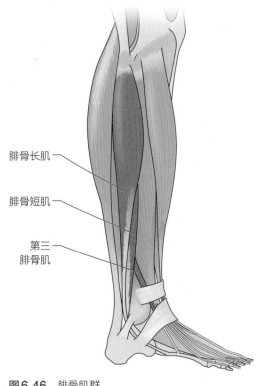

腓骨长肌

腓骨短肌

第三腓骨肌

图6.46 腓骨肌群

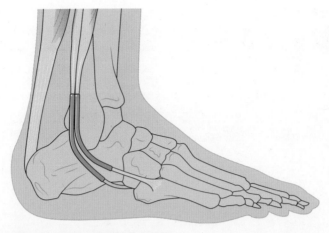

图6.47　腓骨肌腱病的典型位置

评估

观察

　　视诊可发现病变部位或周围有轻度红肿。要注意腓骨肌腱的位置，如位于外踝前方，即腓骨肌半脱位（图6.48），表明腓骨肌支持带撕裂。

活动范围测试

　　测试被动和主动的跖屈、背伸、内翻和外翻，注意受限制范围、过度活动和疼痛。

手动抗阻测试

　　主要有两种等长收缩测试方法可以用于

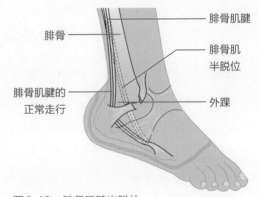

图6.48　腓骨肌腱半脱位

评估腓骨肌腱病：足背伸位和足跖屈位的抗阻外翻。

　　第一项测试是足背伸位抗阻外翻，用于评估腓骨短肌。按摩治疗师坐在或站在检查床尾侧，面对患者的脚，用内侧手支撑并稳定脚跟，外侧手抵住背伸足的外侧面。嘱患者外翻足部，以对抗按摩治疗师的阻力（图6.49a）。如果腓骨短肌是受累组织，患者会感到外踝或小腿下段外侧病变部位疼痛。

　　第二项测试是足跖屈位抗阻外翻，用于评估腓骨长肌。按摩治疗师保持与先前检查相同的手部位置，但患者足部应置于完全跖屈位。嘱患者外翻足部，以对抗按摩治疗师的阻力（图6.49b）。由于这个位置更侧重于测试腓骨长肌而不是腓骨短肌，如果腓骨长

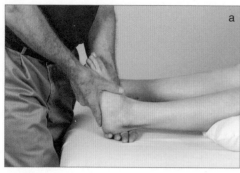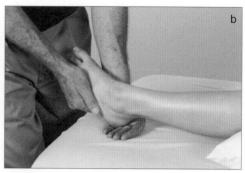

图6.49 腓骨肌腱病的抗阻外翻测试：a.足背伸检查腓骨短肌；b.足跖屈检查腓骨长肌

肌损伤，患者会感到外踝或小腿下段外侧病变部位疼痛。

触诊检查

触诊针对之前检查中发现有疼痛感区域的肌腱。这些位置通常位于西利亚克斯确定的一个或多个损伤部位。

鉴别诊断

踝关节扭伤、踝关节撞击综合征和踝关节骨折。

致伤因素

致伤因素必须得到解决，以防止损伤复发。如果腓骨肌腱损伤与外踝扭伤同时发生，完全解决扭伤是十分必要的，这可以促进损伤肌腱的康复。平衡训练有助于恢复踝关节的本体感觉，这是康复期纠正训练中的一个重要环节。导致损伤的训练因素，可能有运动强度、运动持续时间突然增加，拉伸和热身不当，力量不平衡，等等。生物力学因素有僵硬的高弓足、用足外侧跑步和行走、腓骨肌张力过大等。装备相关因素可能有鞋子磨损严重、鞋底太硬或鞋跟太软而无法稳定足和脚跟。

治疗方案

深层横向摩擦是腓骨肌腱病的主要治疗方法。病情严重程度和病程长短都是影响恢复的因素。其典型疗程如下。

1. 对整个小腿进行按压性轻抚、压迫性揉捏以及拓宽横向纤维按摩，进行整体热身，降低腓骨肌群的张力。然后对小腿外侧进行纵向平推按摩。

2. 对腓骨肌群进行无痛的促进拉伸，有助于进一步降低肌肉的张力，减轻受累肌腱的张力。

3. 运动员取仰卧位，被动内翻足部，牵拉腓骨肌群的带鞘肌腱。用指腹对肌腱或肌-腱交界处进行深层横向摩擦（图6.50）。

初次使用深层横向摩擦时，使用中等力度，持续约1分钟。开始时运动员可能会感到有些疼痛，按摩治疗师应调整力度，使疼痛感维持在6级左右。接近第一分钟结束时，不适感通常会明显减轻。但对于有些病例，疼痛感会保持不变，甚至加重。

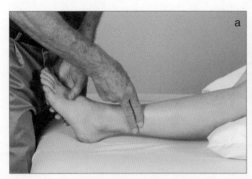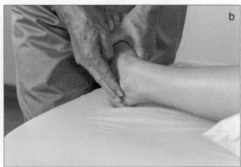

图6.50　a. 在腓骨长肌肌-腱交界处进行深层横向摩擦；b. 在肌腱鞘内段按摩

4. 深层横向摩擦的第一分钟后，将按摩重点转换到小腿，抑或是未受累的一侧，给予治疗的肌腱休息时间。

5. 返回患处再进行一轮深层横向摩擦。此时，治疗持续时间可以长达3分钟，只要使疼痛保持在6级或6级以下即可。

6. 使腓骨肌群进行无痛的等张离心收缩，有助于减少保护性抑制，帮助肌肉恢复。

7. 对腓骨肌群再进行一轮促进拉伸后，治疗结束。

8. 经常冰敷对帮助控制治疗后的疼痛很重要。

9. 理想情况下，隔一天治疗一次。在初次治疗后，后续疗程的摩擦按摩的时间可以更长一些（总计长达9分钟），但每个疗程仍分成2或3次按摩。每次按摩时间足够长，使疼痛消退至无痛。

10. 治疗的持续时间取决于损伤的严重程度、治疗的频率和运动员的自我恢复活动。

自我恢复方式

　　如果发现致伤因素，运动员必须对其进行调整或消除，以确保损伤不会再次发生。一旦肌腱疼痛消失，运动员就可以开始实施柔韧性训练和渐进性力量训练计划了。游泳、水中跑和轻松骑行是保持身体适应性的良好替代运动，同时还能减少肌腱压力。当运动员无疼痛症状时，即可开始腓骨肌群的力量训练。从无负重、无阻力的背伸位和跖屈位反复足外翻训练开始，再过渡到抗阻和负重训练。拉伸应集中在腓骨肌群及其拮抗肌群（胫骨前肌和胫骨后肌）。

足底筋膜炎（plantar fasciitis）表现为脚跟与足底的疼痛。足底筋膜炎的典型症状为，足底组织受压引起的足底筋膜跟骨附着点的炎症和轻度肿胀。与大多数称为炎症的疾病一样，其实脚跟痛是由构成足底筋膜的胶原蛋白退行性病变引起的，通常不存在炎症。因此，这种情况更适合称为足底筋膜退变（plantar fasciosis）或足底筋膜病（plantar fasciopathy）（Tahririan et al., 2012; Lemont, Ammirati and Usen, 2003）。

体征与症状

足底筋膜损伤的典型症状是晨起下床或久坐后，走最初几步时出现脚跟部剧痛。疼痛往往随着活动而减轻，但进行持续负重活动时疼痛可能又会加重。运动员可能还会主诉一天训练结束时，脚跟隐隐作痛并且整个足部有僵硬感。足底筋膜跟骨附着处是常见的疼痛部位，其内侧部比中央部多见疼痛。对于某些严重的病例，其整个脚跟和足底都会疼痛。

典型病史

足底筋膜病具有典型发病史。由于它与其他一些疾病容易混淆，如Baxter's神经病变，所以获得详细的病史和症状很重要。足底筋膜病是一种过度使用性损伤，脚跟部逐渐出现疼痛，并向足部放射。在许多慢性足底筋膜炎病例中，由于疼痛"真的不是太严重"、疼痛"第二天会消失"或疼痛"不妨碍训练"，运动员在寻求治疗前，已经耽误了几个月。运动员可能会主诉脚跟疼痛发作前几天或几周，自己增加了体育活动的数量或强度，比如跑步、行走、徒步旅行等。其他可能引起疼痛发作的因素包括最近更换了新鞋、改变了训练场地，或者足部的其他创伤。

相关解剖

足底筋膜（也称为跖腱膜）是结缔组织（筋膜）的纤维带，起自跟骨结节内侧和跟骨前面，并沿足底延伸附着在跖骨弓处，在此处继续分为5条筋膜束，并与足趾筋膜相延续（图6.51）。足底筋膜由3个部分组成。中央带是最厚和最具韧性的部分，两侧是较小和较薄的内、外侧带。蹬展肌与内侧带相连，小趾展肌与外侧带相连。趾短屈肌也起自跟骨，并牢固附着于中央带。

足底筋膜可稳定足部，负重时支撑足纵弓。足底筋膜

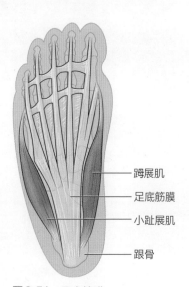

蹬展肌

足底筋膜

小趾展肌

跟骨

图6.51 足底筋膜

可视为弹性韧带，动态吸收足部撞击后的震荡，然后在足部未负重时恢复足弓，有助于下一步的能量转换。足底筋膜通过共同的筋膜层与小腿肌肉紧密相连，该筋膜层起自跟腱周边，止于跟骨骨膜（Stecco et al., 2013）。

评估

活动范围测试

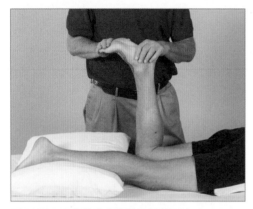

图6.52 足底筋膜病的抗阻屈趾测试

活动范围评估分为主动和被动足背伸，以检查因小腿肌肉缩短引起的活动范围下降；主动和被动趾背伸，以检查因趾屈肌缩短引起的活动范围减小。疼痛可能在足和足趾背伸范围的末端出现。

手动抗阻测试

可通过抗阻屈趾来测试足底筋膜病。运动员俯卧于检查床上，患腿屈膝。按摩治疗师一手握住其足部，另一手将足趾背伸，然后在运动员试图屈曲足趾时提供分级阻力（图6.52）。被动伸趾，尤其是同时做足背伸时，活动范围末端会有疼痛感。

触诊检查

触诊检查应包括整个足底表面、跟骨外缘周围（以排除脂肪垫综合征）和内踝周围（以确定是否可能存在胫神经内侧支卡压）（图6.53）。触诊时要特别注意跟骨的起始部

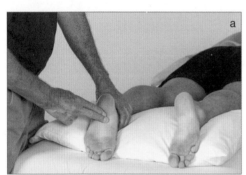

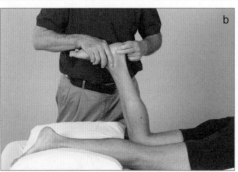

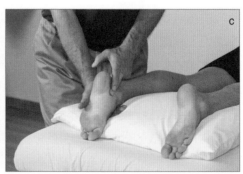

图6.53 触诊检查：a.足底表面；b.跟骨边缘；c.内踝

位，这是最常见的损伤区域。与健侧对比，可能发现存在组织增厚。

足底筋膜附着处有存在跟骨骨刺的可能，但通常不易触及。多数学者认为，跟骨骨刺更倾向于是足底筋膜病的结果，而非原因。偶尔，触诊时疼痛会在跟骨的前面，甚至在中央带的中间。在更严重的病例中，

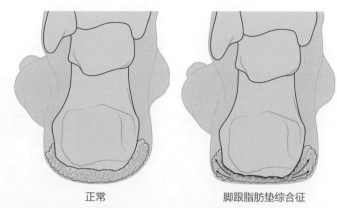

正常 　　　　　　　脚跟脂肪垫综合征

图6.54 脚跟脂肪垫综合征导致跟骨脂肪垫萎缩

触诊足底筋膜近端越过跖骨弓部分时，可诱发疼痛。脚跟脂肪垫综合征，是由起缓冲作用的跟骨脂肪垫萎缩或弹性丢失引起的（图6.54）。如果是脚跟脂肪垫综合征，触诊时可能会发现脂肪垫与健侧相比变薄，且在跟骨边缘有触痛。脚跟脂肪垫综合征可能会加重足底筋膜炎的进展。

鉴别诊断

Baxterr's神经病变、骨挫伤、跟骨应力性骨折、跟骨骨刺综合征和脚跟脂肪垫综合征。

致伤因素

必须解决致伤因素，以防止损伤复发。如果患足疼痛是由过度旋前造成的，可能需要定制矫形器。骨盆不平衡、下肢不等长以及肌肉力量和长度问题也都需要得到纠正。导致损伤的训练因素可能有训练强度突然增加、拉伸和热身不当、足尖舞蹈等。生物力学因素包括足过度旋前、僵硬的高弓足、小腿后肌群张力过大以及足部的其他生物力学问题。装备相关因素可能有鞋子磨损严重、鞋子不合脚、鞋底太硬或鞋后跟太软无法稳定脚跟和足。

治疗方案

病情的严重程度和病程长短都是影响恢复的因素。其典型疗程如下。

1. 对整个小腿进行按压性轻抚、压迫性揉捏以及拓宽横向纤维按摩，进行整体热身，以降低小腿和足部肌肉的张力。

2. 再对小腿后肌群以及足、趾屈肌进行促进拉伸，进一步降低肌肉的张力，缓解足底筋膜的牵张应力。

3. 用绷直的食指和中指或拇指对在检查时所定位的足底筋膜最疼痛区域进行深层横向摩擦，通常在起点或其前方（图6.55）。

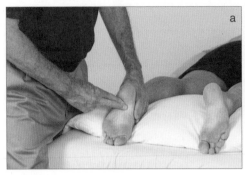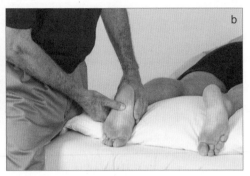

图6.55 采用深层横向摩擦按摩足底筋膜：a. 绷直的食指和中指；b. 拇指

初次使用深层横向摩擦时，使用中等力度，即要有足够的压力使筋膜贴合在骨面上"摩擦"，持续约1分钟。开始时运动员可能会感到有些疼痛，按摩治疗师应调整力度，使疼痛感维持在6级左右。接近第一分钟结束时，不适感通常会明显减轻。但对于有些病例，疼痛感会保持不变，甚至加重。

4. 深层横向摩擦的第一分钟结束后，按摩重点转换到足部，抑或是未受累的一侧，给予治疗的肌腱休息时间。

5. 返回患处再进行一轮深层横向摩擦。此时，治疗持续时间可能长达3分钟，只要使疼痛保持在6级或6级以下即可。

6. 对足、趾屈肌进行无痛的固定－拉伸。

7. 对小腿后肌群再进行一轮促进拉伸后，治疗结束。

8. 经常冰敷对帮助控制治疗后的疼痛很重要。

9. 理想情况下，隔一天治疗一次。在初次治疗后，后续疗程的摩擦按摩的时间可以更长一些（总计长达9分钟），但每个疗程仍分成2或3次进行。每次按摩时间足够长，使疼痛消退至无痛。

10. 治疗的持续时间取决于损伤的严重程度、治疗的频率和运动员的自我恢复活动。

自我恢复方式

如果发现致伤因素，必须对其进行调整或消除，以确保损伤不会再次发生。可以使用专门设计的夜间夹板，使足底组织保持轻度伸展，这种方式已被证明在某些情况下是有效的。还可以使用自我按摩结合冷冻治疗的方式，具体方法是将装满500毫升水的塑料瓶冷冻后，置于脚底滚动（图6.56）。病情好转之后，可用网球、高尔夫球或各种足底按摩滚筒替代。

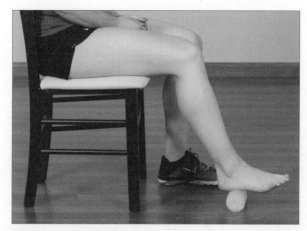

图6.56 使用塑料瓶装水冷冻后进行自我按摩与冷冻治疗

一旦脚跟疼痛消除，立即开始实施柔韧性和渐进性力量训练计划。拉伸练习应侧重于改善足部活动度，如背伸。简单的足部力量练习有，用足趾夹弹珠或小毛巾（图6.57）、赤脚在沙地上行走。游泳、水中跑以及骑行都是保持身体适应性的良好替代运动，同时又能减少足底筋膜上的压力。运动员在小腿提踵无痛之前，不应再跑步。

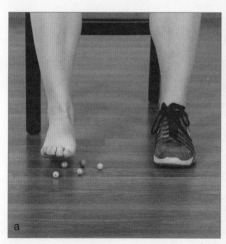 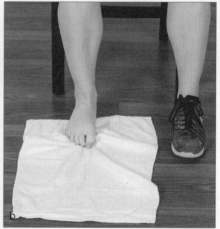

图6.57 足部力量练习：a. 捡弹珠；b. 夹毛巾

马拉松运动员足底筋膜撕裂

这是一名24岁的优秀女性跑步运动员，6个月前右足底筋膜撕裂，此后一直不能跑步。她的疼痛评分为8~9分，主诉为钝痛、刀割样疼痛和跳痛。疼痛症状位于右足弓部，从脚跟沿足内侧放射，近端涉及踝部及小腿。患者已有多年的偶发性足底疼痛，通常通过拉伸、按摩和休息进行治疗，长期采用冷热交替、足底滚动和按摩疗法来控制疼痛。早起走路时足底僵硬、疼痛，患者用按摩球滚动足底、按摩、热敷和慢走使足底软组织热身后，感觉好转。

查体发现患侧踝关节活动范围减小。与对侧踝关节相比，患侧背伸受限尤其严重。被动活动时不会引起疼痛，而主动活动时可引起疼痛。踇长屈肌和踇短屈肌严重僵硬、增厚。治疗方案为进行15~30分钟的按摩，每周至少4次，持续6周。

具体方法是，先用按压性轻抚按摩使组织热身，然后以固定–拉伸手法用手指对踇短屈肌止点处进行点状按摩，同时主动运动位于小腿前间室内的拮抗肌群。此外，还对足部的浅、深屈肌和小腿后肌群进行轻抚和揉捏，特别要注意踝关节周围的屈肌腱。最后，进行固定–拉伸和特定部位的主动运动。

自我按摩采用曲棍球、高尔夫球、泡沫轴，同时结合电刺激和冷加压的方法，作为运动和全天训练后的补充治疗。

在这项为期6周的强化治疗干预过程中，患者恢复到运动的巅峰状态，打破了马拉松纪录。此后，她继续接受定期的按摩治疗。同时，保持自我按摩、电刺激和冷加压的家庭康复方式，并使用弹力带进行练习以保持足踝的整体力量和稳定性。

迈克尔·穆尔（Michael Moore），认证按摩治疗师（CMT），

委员会认证的治疗性按摩与身体保健师（BCTMB），

主动释放技术认证供应商（ART® Provider）

全身保健按摩中心，位于美国加利福尼亚州贝壳海滩

胫痛症是无其他明显病因的小腿疼痛的统称。由于胫骨后肌和肌腱遭受过大应力，造成胫骨内侧损伤，从而诱发疼痛，临床诊断为胫骨内侧应力综合征（medial tibial stress syndrome，MTSS）。胫骨外侧疼痛也可归为胫痛症。胫骨外侧疼痛常是胫骨前肌肌腹或其胫骨附着点的应力过大所致。此类损伤影响到多种类型的人群，比如跑者、网球运动员、舞蹈练习者、高强度有氧运动练习者，以及入伍新兵。

体征和症状

胫痛症的患者通常主诉沿胫骨内侧或外侧（图6.58）有钝痛、触痛、酸痛或胀痛。疼痛还可伴有小腿轻度肿胀。胫痛症最常见的位置在胫骨内侧的远端。

典型病史

与大多数过度使用性损伤一样，胫痛症是逐渐发生的。疼痛在活动开始时出现，随着组织热身而减轻，在接近训练结束时或训练后再次出现。胫痛症经常出现在跑步新手身上，他们往往在短时间内跑程过长；而对于有经验的跑者，他们出现胫痛症的原因往往是突然改变了以往的训练计划，例如每周增加超过10%的里程数或从平地跑换成山地跑等。入伍新兵由于训练强度大而鞋又经常不合脚，在基础体能训练中容易出现胫痛症。

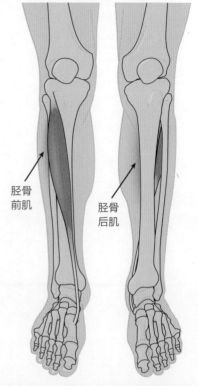

胫骨前肌

胫骨后肌

图6.58 胫痛症可位于胫骨内侧或外侧

相关解剖

胫痛症涉及的主要肌肉是胫骨前肌和胫骨后肌。胫骨前肌起自胫骨外侧髁和胫骨干近端2/3处及其骨间膜，止于第一跖骨基底和内侧楔骨背侧（图6.59a）。胫骨后肌位于小腿后深间室内，是小腿最深层的肌肉。胫骨后肌起自胫骨后外侧、腓骨后内侧和骨间膜的近端2/3处（图6.59b），止于足底内侧（舟骨；内侧楔骨；骰骨、跟骨；第二、第三和第四跖骨）。

运动和功能

当足部自由活动时，胫骨前肌使足部背伸和内翻。当足部着地（闭链运动）时，胫

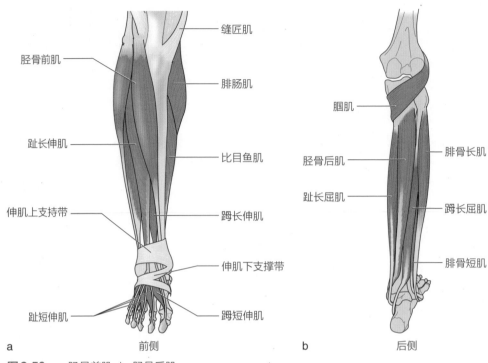

缝匠肌

胫骨前肌

腓肠肌

趾长伸肌

比目鱼肌

腘肌

胫骨后肌

腓骨长肌

趾长屈肌

伸肌上支持带

蹞长伸肌

蹞长屈肌

伸肌下支撑带

趾短伸肌

蹞短伸肌

腓骨短肌

a　　　　前侧　　　　b　　　　后侧

图6.59　a. 胫骨前肌；b. 胫骨后肌

骨前肌协助维持平衡。在行走或跑步过程中，当腿部向前摆动时，胫骨前肌抬起足部以越过地面，有助于防止脚跟着地后足部拍打地面（离心收缩）。当足部自由活动时，胫骨后肌使足部内翻，并协助足跖屈。当足部着地（闭链运动）时，胫骨后肌协助维持平衡和稳定足内侧纵弓，有助于控制旋前。

评估

活动范围测试

无论是主动收缩还是受影响组织的被动牵张都可能引起疼痛，使活动范围受限。正常情况下，胫骨前肌能使踝关节跖屈50度（肌肉延长方向）和背伸20度（肌肉缩短方向），胫骨后肌能使踝关节内翻45度（肌肉缩短方向）和外翻20度（肌肉延长方向）。

手动抗阻测试

合适的胫痛症肌肉测试取决于疼痛位置，因为疼痛来源可以是胫骨前肌，也可以是胫骨后肌。测试胫骨前肌时，患足背伸约90度（相对中立位），按摩治疗师抵抗运动员胫骨前肌的强力等长收缩（背伸和内翻）（图6.60a）。如果胫痛症是由胫骨前肌引起的，最常见的是在沿胫骨外侧的肌-腱交界处或肌腹处疼痛加剧。

测试胫骨后肌时，患足背伸约90度（相对中立位），按摩治疗师抵抗运动员胫骨后肌的强力等长收缩（仅内翻）（图6.60b）。如果是由胫骨后肌引起的，最常见的是在沿胫骨内侧的肌–腱交界处或肌腹远端处疼痛加剧。

触诊检查

触诊检查以患者病史、活动范围评估和肌肉测试结果所发现的线索为指引。触诊疼痛表明存在活动性损伤过程。按

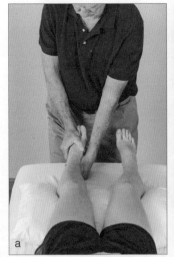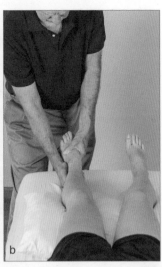

图6.60 a. 足背伸内翻抗阻测试检查胫骨前肌；b. 足内翻抗阻测试检查胫骨后肌

摩治疗师评估运动员主诉的疼痛，然后在所诉疼痛区域内明确疼痛感最强烈的位置。

鉴别诊断

骨筋膜室综合征和胫骨应力性骨折。

致伤因素

引起损伤的训练因素首先包括跑步和跳跃运动（如高强度有氧运动），尤其是在水泥地面上和足部支撑不足（磨损的鞋子、赤足跳舞）的情况下，容易造成胫痛症并使之经久不愈。在倾斜赛道上跑步或总是在弯道同一侧跑步的运动员也可能发生这种损伤。上坡跑步也可能导致这种损伤。生物力学因素，如扁平足或足弓无力等，都会对小腿肌肉和肌腱造成过度拉伸，会使胫痛症难以痊愈。胫骨前、后肌无力也会导致这种损伤。装备相关因素，如磨损或折断的跑鞋或不合适的矫形器等都很有可能造成胫痛症。

治疗方案

胫骨前肌过度使用导致的胫痛症，可以通过对触诊疼痛的肌肉和肌腱区域进行深层横向摩擦来有效治疗。深层横向摩擦最好在一个疗程中分多次进行，每次时间较短；如果有条件，每周应进行2~3次。当采用这种方法治疗时，即使是长期存在的肌腱病变，也会在相对较短的时间内产生良好的反应。其典型疗程如下。

1. 对整个小腿进行按压性轻抚、压迫性揉捏，整体热身，以降低周围组织的张力。

2. 再对小腿肌肉和踝部肌群进行促进拉伸。拉伸结合热身按摩有助于进一步降低肌肉的张力，缓解肌腱紧张。

3. 治疗胫骨前肌，如果损伤位于肌腹（罕见）或远端肌–腱交界处（多发），在摩擦前对肌腹进行压迫性揉捏和拓宽横向纤维按摩。对肌腹进行固定–拉伸也有一定的效果。为使按摩更有效实施，按摩治疗师站在患者尾端，一只手稳定踝关节于中立位，另一只手以平指手法进行按摩（图6.61）。为保护手指关节，按摩治疗师需手指并拢用力，并靠移动手臂产生按摩推力。

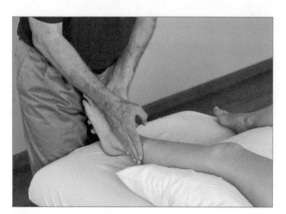

图6.61　胫前肌肌腱交界处的深层横向摩擦

初次使用深层横向摩擦时，要使用中等压力，即要有足够的压力使组织贴合在骨面上"摩擦"，持续约1分钟。开始时运动员可能会感到有些疼痛，按摩治疗师应调整力度，使疼痛感维持在6级左右。接近第一分钟结束时，不适感通常会明显减轻。但对于有些病例，疼痛感会保持不变，甚至加重。

4. 由于胫骨后肌肌腹在胫骨后方，位置较深，因此胫骨后肌过度使用引起的胫痛症，治疗难度较大。沿胫骨内侧进行压迫性揉捏和拓宽横向纤维按摩，将有助于改善循环和放松胫骨后肌周围的肌肉。沿胫骨内侧进行纵向平推按摩可能加重病情。

胫骨后肌腱在从胫骨后方下行浅出时是可以触及的，约位于内踝近端5厘米处。这是一个有鞘的肌腱，容易患腱鞘炎。西利亚克斯（Cyriax, 1983, 18）认为，在腱鞘炎时，"鞘因过度使用而变得粗糙、产生炎症"。因此，对肌腱进行拉伸，以形成一个坚实的表面来与鞘管摩擦，从而使其粗糙不平的表面变得光滑。

按摩治疗师用非治疗侧的手握住足部，并外翻足、拉伸胫后肌腱，对带鞘肌腱实施深层横向摩擦。用治疗侧的手触诊可发现病变的确切部位（可能不止一个）。按摩治疗师可通过使用指腹对肌腱施加适度的压力，然后以拓宽横向纤维按摩手法进行按摩，从而治疗损伤（图6.62）。

5. 在深层横向摩擦的第一分钟后，按摩重点转换到对整个下肢的一般性按摩，抑或是未受累的一侧，给予治疗的肌腱休息时间。

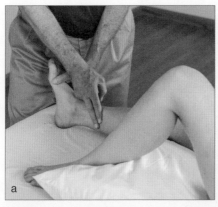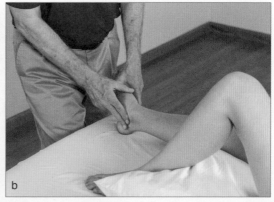

图6.62　a. 肌-腱交界处；b. 对内踝处的胫骨后肌进行深层横向摩擦

6. 返回患处再进行一轮深层横向摩擦。此时，治疗持续时间可能长达3分钟，只要使疼痛保持在6级或6级以下即可。

7. 进行无痛的等张离心收缩，有助于减少保护性抑制，帮助肌肉恢复到完全激活状态。

8. 对腘绳肌和小腿肌肉群再进行一轮促进拉伸后，治疗结束。

9. 经常冰敷对帮助控制治疗后的疼痛很重要。

10. 理想情况下，隔一天治疗一次。在初次治疗后，后续疗程的摩擦按摩的时间可以更长一些（总计9分钟），但每个疗程仍分成2或3次按摩。每次按摩时间足够长，使疼痛消退至无痛。

11. 治疗的持续时间取决于损伤的严重程度、治疗的频率和运动员的自我恢复活动。

自我恢复方式

如果发现致伤因素，运动员必须对其进行调整或消除，以确保损伤不会再次发生。一旦疼痛消除，运动员即开始实施柔韧性和渐进性力量训练计划。

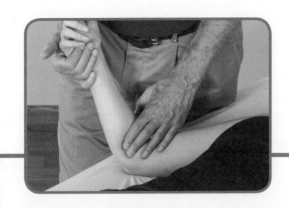

第7章

上肢软组织损伤的治疗

在游泳、体操及投掷和球拍类运动中，许多运动员都会受到上肢软组织损伤的困扰。不仅是运动员，非运动人群中也有很多人经常抱怨，工作或休闲活动给肩胛带和手臂带来了沉重的压力。本章讨论了4种常见的上肢过度使用性损伤，并提供了运动按摩的治疗方法。请注意，许多可能的治疗方案都适用于此处介绍的损伤，但本章讨论的损伤治疗方法是笔者的首选。

肩袖由4块肌肉的肌腱组成：肩胛下肌、冈上肌、冈下肌和小圆肌（图7.1）。肩袖与肩关节周围的韧带相互协同，有助于稳定肩胛盂内的肱骨头。这4块肌肉与其他附着在肩胛骨和肱骨上的肌肉共同起到动力稳定器的作用，也能有效地使肱骨在活动范围内运动。

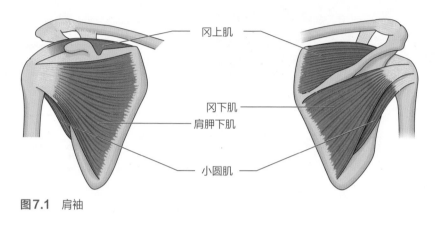

冈上肌

冈下肌
肩胛下肌

小圆肌

图7.1　肩袖

肩袖损伤最常表现为肩袖肌腱病、撞击综合征或肩袖撕裂。冈上肌是肩袖中最常出现损伤的肌肉。本节讨论的重点是肩袖肌腱病。肩袖肌腱病通常是一种过度使用性损伤，这种损伤在明显的症状出现前数月就已存在。通常，这些症状会逐渐显现，但有时会突然发作，特别是在训练强度增加或训练内容改变后。

体征与症状

因为这是一种过度使用性损伤，所以肩袖损伤的疼痛是逐渐出现的，一般是在受影响的肩膀上有一种深部疼痛，随着时间的推移，这种疼痛会变得更严重。外展抬起手臂或将手臂放在背后（内旋）的动作都会使疼痛加剧。甚至运动员在睡觉时也会感到疼痛，尤其是患侧在下时。运动时可能会出现伴随疼痛的咔嗒声或捻发音。

典型病史

肩袖撕裂有时是创伤性的，患者能准确认定受伤时间。而更常见的情况是，撕裂是由于重复的离心负荷产生的。离心收缩是指肌肉抵抗被拉长时产生的收缩，这有时称为对抗性做功。它也发生在肌肉的减速运动中，如投掷、球拍类运动、下坡跑步和踢腿等。

撞击综合征和肩袖肌腱病的发生更具隐蔽性，一旦运动强度和时间增加，它们就可能突然爆发。肩袖肌腱病也可能伴有肩峰下滑囊炎，这使得评估和治疗复杂化。广义的肩关节疼痛也很常见，因此会导致评估测试结果混乱或不确定。

相关解剖

肩胛下肌

肩胛下肌起自肩胛骨前面，位于肩胛下窝，止于肱骨前方的小结节。其作用包括协助肱骨内旋、内收，以及在肱骨的其他运动中协助稳定肱骨头于肩胛盂内。

冈上肌

冈上肌起始于肩胛骨冈上窝，止于肱骨大结节的上方。其作用包括协助肱骨外展，以及当手臂悬垂，尤其是在负重时对肩胛盂内的肱骨头起稳定作用。

冈下肌

冈下肌起始于肩胛骨冈下窝，止于肱骨大结节的后面。其作用包括协助肱骨外旋、外展，以及在肱骨向上运动时稳定肱骨头。

小圆肌

小圆肌起始于肩胛骨后外侧缘，止于肱骨大结节的后面，在冈下肌腱止点下方并与其相融合。小圆肌与大圆肌在肱三头肌长头腱盂下结节支点处被该肌腱分开。其作用包括协助肱骨外旋、外展，在肱骨向上运动时稳定肱骨头。

评估

肩部的损伤很难定位。因为除了肩部本身受伤引起的疼痛外，还可能由颈部结构以及颈部和上背部肌肉的触发点引起，使评估可能无法准确辨别病因。

观察

患者放松站立，按摩治疗师观察肩部是否不平衡，如肩部抬高、前后偏斜和内旋含胸。在慢性病例中可能观察到三角肌萎缩。正常情况下双臂悬垂时，拇指应朝前（图7.2a）。如果有过度内旋，手背会转向前方（图7.2b）。肱骨内旋的训练（如蝶泳和举重训练中的直立划船）是撞击综合征最常见的病因。

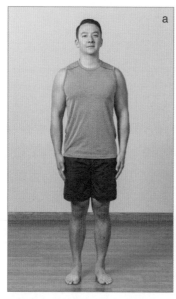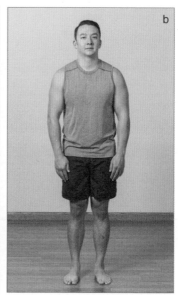

图7.2　a. 正常情况下，肩膀放松时，拇指朝前，手臂处于中立位；b. 肱骨过度内旋导致手背朝向前方

活动范围测试

　　肩关节的运动包括前屈、后伸、外展、内收、水平外展和水平内收。做主动肩关节运动时，按摩治疗师要注意观察患者因疼痛所做的代偿动作。被动运动通常是无痛的，

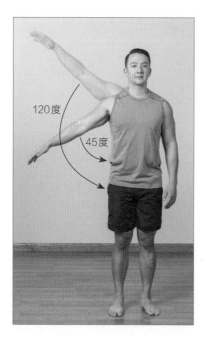

但在较严重的肩袖肌腱病病例中，随着肱骨的活动，肩袖结构可能被卡压在肩峰下而出现疼痛。在对有问题的肌-腱功能单位进行抗阻测试时，患者会感到疼痛。

　　在活动范围测试中，无论是主动还是被动的，运动员都可能会在45~120度的外展位时出现疼痛（图7.3）。这种疼痛可能是肩峰下滑囊炎、骨刺或肩袖肌腱病所致。疼痛是由损伤组织在肩峰或（和）喙肩峰韧带的下方被卡压引起的。当痛弧征呈阳性，但肩关节在中立位时的抗阻外展测试呈阴性时，疼痛很可能是由滑囊炎引起的。当痛弧征测试呈阳性，且肩关节在中立位时的抗阻外展测试呈阳性时，疼痛很可能是由运动过程中收缩组织（肩袖）被卡压引起的。

图7.3　痛弧征出现在肩关节外展45~120度

手动抗阻测试

冈上肌

运动员自然站立，双臂悬垂。按摩治疗师一手压住受试侧的手臂，另一手扶住运动员的髋部以稳定其身体。运动员开始试图缓慢外展手臂，而按摩治疗师给予阻力，冈上肌产生强力等长收缩（图7.4）。若出现肌肉疼痛或无力，则测试结果为阳性。

也建议进行"空罐"（empty can）测试，检查冈上肌是否受累。在这个测试中，运动员双臂外展大约90度、前屈大约30度（肩胛骨平面），拇指指向地面（肱骨内旋），就像倒饮料罐（空罐）一样。按摩治疗师向下按压运动员的前臂，而运动员给予抵抗（图7.5）。若出现疼痛或无力，则冈上肌损伤测试结果为阳性。某些情况下，在抗阻等长收缩时没有疼痛，但放松时却有疼痛，这也是阳性结果。

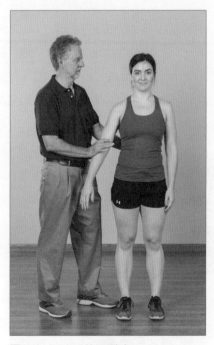 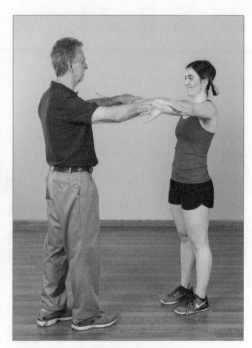

图7.4　冈上肌抗阻测试　　　　图7.5　冈上肌"空罐"测试

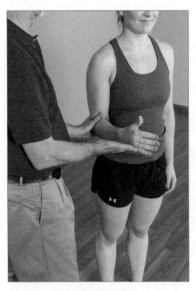

图7.6 肩胛下肌抗阻测试

肩胛下肌

运动员呈站立位，将患侧手臂紧贴身体并屈肘90度。按摩治疗师将运动员的上臂固定在体侧，使其不能外展。用另一手握住手腕内侧，抵抗运动员的内旋等长收缩运动（图7.6）。运动员开始慢慢尝试将手腕拉向自己的腹部，就像关门一样把手臂向内转动，此时肩胛下肌产生持续的强力等长收缩。若出现疼痛或无力，则该测试结果呈阳性。如果上述测试疼痛没有增加，可以在肩胛下肌处于更大拉伸位的肱骨外旋135度和180度时重复上述测试。每种姿势都会逐渐增加肌-腱功能单位的应力。

笔者还建议进行Gerber's提拉测试（Gerber's lift-off test），以评估肩胛下肌。在这个测试中，运动员将手臂放在背后，掌心朝外。按摩治疗师指导运动员将手抬起、离开背部以增加肱骨内旋（图7.7a）。该测试的另外一种方法是，按摩治疗师对运动员的手施加推力来激活肩胛下肌（图7.7b）。若出现疼痛或无力，则是肩胛下肌损伤测试结果呈阳性。

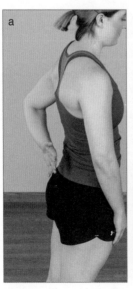
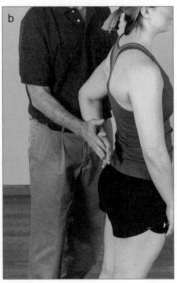

图7.7 Gerber's提拉测试

冈下肌和小圆肌

与肩胛下肌测试相同，运动员呈站立位，将患侧手臂紧贴身体并屈肘90度。按摩治疗师将运动员的上臂固定在体侧，使其不能外展。用另一手顶住手腕外侧，抵抗运动员的外旋等长收缩运动（图7.8a）。因为冈下肌和小圆肌是肱骨的外旋肌，所以其收缩时表现为运动员试图外旋手臂以对抗按摩治疗师的阻力。必须注意确保运动员像开门一样转动手臂，而不是试图外展手臂。如果上述测试中疼痛无加重，可以在冈下

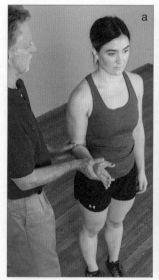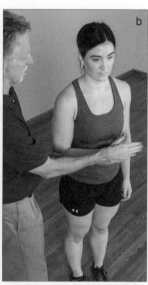

图7.8　冈下肌和小圆肌的抗阻测试：a. 中立位；b. 肱骨内旋位

肌和小圆肌处于更大拉伸位的肱骨内旋45度和20度时重复上述测试（图7.8b）。每种姿势都会逐渐增加对冈下肌和小圆肌肌－腱功能单位的应力。

触诊检查

由于肩关节疼痛很常见，在进行肌肉功能测试之前，触诊几乎没有价值，因为功能测试的目的是识别哪些结构是引起疼痛的原因。一旦确定了有问题的组织，触诊可局限于该位置进行。按摩治疗师要在触诊过程中听取运动员对疼痛或压痛的反馈，并以此为引导找到压痛最明显的位置。

冈上肌

冈上肌腱位于肩峰下。运动员呈坐位或侧卧位，要使其能舒适地内旋、内收和过伸上臂（手臂呈反剪姿势，前臂抬离背部），才能暴露冈上肌腱。该肌腱位于肱二头肌腱沟外侧并与其平行，正好在肩峰前外侧缘的下方，可被触及。采用轻微的深层横向摩擦即可触及几乎垂直走行的肌腱。

触诊冈上肌的肌－腱连接处时，在没有疼痛的情况下，使运动员的手臂被动外展90度。在这个位置，肌－腱连接处位于由锁骨和肩胛冈形成的V字形结构深处。此时，上斜方肌处于松弛状态，可以透过它触诊冈上肌（图7.9）。在旋转运动员前臂的同时，用绷直的手指在该位置上轻轻摩擦触诊。

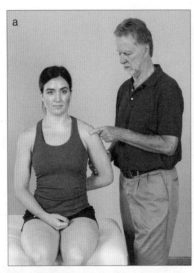

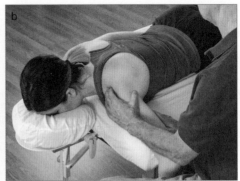

图7.9　a. 触诊冈上肌腱附着点；b. 肌－腱交界处

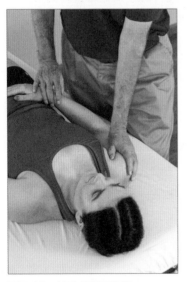

图7.10　触诊肩胛下肌腱

肩胛下肌

运动员仰卧，患手置于大腿上。这个位置将肱二头肌腱沟置于正前方，即朝向天花板。

当手臂处于这个位置时，按摩治疗师应首先确定喙突的位置，然后向外、向外移动接近肱骨头（图7.10）。肩胛下肌腱附着在肱二头肌腱沟内侧的肱骨小结节处。肌腱的内侧部分被喙肱肌肌腱和肱二头肌短头所覆盖，外侧部分被三角肌前缘所覆盖。必须小心推开这些结构，才能触及肩胛下肌腱。由于肌腱呈水平附着，所以触诊的手法是上下方向的轻微横向摩擦。一旦准确定位，稍微外旋上臂就能触及更多的肌腱。

冈下肌和小圆肌

肩胛的肩峰端覆盖了部分冈下肌和小圆肌的混合腱。运动员必须处于一个合适的体位，才能将肌腱从肩峰下移出，以便按摩治疗师触诊。最佳体位是运动员取坐位或肘撑俯卧位，肩关节屈曲90度、内收10度、外旋20度。冈下肌腱在肩峰后外侧角的下方可触及（图7.11）。另一种体位是运动员俯卧在治疗床上，面部置于脸部托架中。患侧手臂悬垂于检查床头端前缘，呈内收、外旋位。这两种体位都可以在肱骨后方触及上述肌腱，找到疼痛感最强烈的位置。使用垂直于肱骨轴线方向的轻微横向摩擦进行触诊。小圆肌止于冈下肌下方并与之融合。虽然它很少出现问题，但仍要通过摩擦触诊检查是否存在疼痛部位。

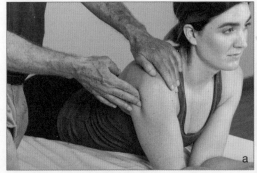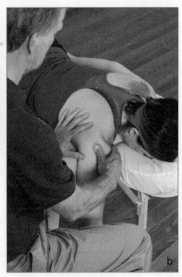

图7.11　冈下肌腱触诊的体位：a.肘撑俯卧位；
b.俯卧于治疗床上

注意事项和禁忌证

肩峰下滑囊炎可因按摩而加重。

鉴别诊断

钙化性肌腱病、肩峰下滑囊炎、肱二头肌腱病、肩锁关节损伤和颈神经根病。

致伤因素

肩袖肌腱病可伴有滑囊炎，在评估过程中容易混淆，使治疗复杂化。滑囊炎症状可能不明显，直到肩袖肌腱病得到很好的治疗后才凸显，反之亦然。撞击综合征是指软组织结构在通过肩峰下或肩峰韧带弓下时受到挤压，这也会影响肩袖肌腱病的正常愈合。肌肉不平衡必须加以解决，特别是内旋肌和外旋肌之间的不平衡，这样才能促进肩袖肌腱病愈合并防止损伤复发。

治疗方案

深层横向摩擦是治疗肩袖肌腱病的主要方法，可以穿插在热身按摩和整理技术之间进行。病情的严重程度和持续时间都是影响康复的因素。

其典型的治疗过程如下。

1. 对上肢和肩胛带肌进行按压性轻抚、压迫性揉捏和拓宽横向纤维按摩，进行整体热身，缓解肌肉的过度紧张，特别注意三角肌、冈下肌、大小圆肌、胸大肌和肱二头肌。

2. 对肩袖肌群进行促进拉伸。热身按摩后的拉伸运动有助于进一步降低肌肉的张力，缓解肩袖肌腱的紧张。

3. 对病变肌腱的肌腹进行重点按摩。如果可以触及的话，采用纵向平推和固定-拉伸按摩，有助于进一步提高肌肉的柔韧性，减少肌腱附着点的张力。

4. 将患者置于合适的体位，以便触及目标肌腱。具体参考前面关于每个肌腱触诊的部分。

   初次使用深层横向摩擦时，使用中等压力，即要有足够的压力使肌腱能贴合在骨面上"摩擦"，持续约1分钟。开始时运动员可能会有些疼痛，按摩治疗师应调整力度，使疼痛感维持在6级左右。第一分钟接近结束时，不适感通常会明显减轻。但对于有些病例，疼痛感会保持不变，甚至加重。

5. 深层横向摩擦第一分钟后，将按摩重点转换到对上肢和肩胛带肌的一般性按摩，抑或是转换到未受累的一侧，给予治疗的肌腱休息时间。

6. 返回患侧进行另一轮深层横向摩擦。这一次，只要痛感在6级或6级以下即可，治疗时间可能长达3分钟。

7. 实施无痛的等张离心收缩，以减少保护性抑制，并帮助肌肉恢复到完全激活状态。

8. 对肩袖肌群再进行一轮促进拉伸后，治疗结束。

9. 经常冰敷对控制治疗后的疼痛很重要。

10. 理想情况下，每隔一天治疗一次。在最初的治疗之后，后续疗程的摩擦部分时间可以更长一些（总共9分钟），但每个疗程仍分成2或3次进行。每次按摩时间足够长，使疼痛消退至无痛。

11. 治疗的持续时间取决于损伤的严重程度、治疗的频率和运动员的自我恢复活动。

自我恢复方式

如果发现致伤因素，运动员则必须予以调整或消除，以确保损伤不复发。一旦肌腱疼痛消失，运动员即可开始实施柔韧性和渐进性力量训练计划。如果肩关节的活动能力由于疼痛而受到限制，那么钟摆运动、爬墙运动、木棍或毛巾辅助练习等对恢复肩关节的无痛运动都是有价值的。

　　由于肩袖的主要功能是稳定肱骨头于肩胛盂内，因此加强以肩胛骨定位和稳定性为重点的力量练习是有必要的。这些练习包括等长收缩、收紧肩胛和弹力带练习等。

案例研究

肩痛女游泳运动员的转诊史

　　患者是一名14岁的排球俱乐部女运动员，她在来问诊之前的5周，加入了学校游泳队，练习仰泳和蝶泳。患者主诉右肩疼痛，活动时疼痛感达到8级（0~10级），休息和冰敷时疼痛感下降到3级。在她首次来咨询的前一天，就停止了游泳训练。

　　右肩的主动和被动活动范围评估显示，除外旋外，右肩所有运动平面的活动范围均正常，但在进行抗阻运动测试时，所有运动平面都存在疼痛和无力症状。与过去的调整阶段有所不同，患者只能承受很小的压力，在肩关节和肩胛带的许多肌肉中都发现了张力过大现象。因此，治疗的重点在于用缓慢、稳定、温和的轻抚来放松肌肉组织。经过评估和治疗后，湿热疗法被应用于受影响的区域，但患者的症状没有明显改善。建议患者先休息，对比一下水疗法和局部使用止痛药的效果，6天后将重新安排复诊。

　　在第二次来咨询时，运动员对我说，她已经使用前臂吊带两天，没有参加游泳或排球训练，但是疼痛感仍然处于较高水平，活动时疼痛感可达6~7级。肩关节活动范围和肌肉张力过大的情况与第一次来访时相似。在开始治疗时，她回忆到，在出现症状的两天前，她在游泳时曾因误判池壁的距离而撞到头部，使颈部受到挤压（她没有诉说任何关于颈部的不适）。主动活动检查时发现，除屈曲外，她颈部所有平面的活动均受限，后伸受限尤为严重。于是我们立即停止治疗，运动员被转诊给她的主治医生，进一步评估颈部创伤。

　　经医生检查，该运动员被诊断为患有颈椎问题，这是撞击池壁的钝性创伤所致。医生对其进行了药物和物理治疗，脖子和肩膀的问题都解决了，运动员得以成功地重返排球俱乐部。这位运动员和她的母亲都非常感谢这次转诊。

　　按摩疗法是一种有效的治疗方法，但更重要的是，要保持职业操守，掌握合适的时间并愿意向其他医疗保健从业者推荐病例。

柯克·纳尔逊（Kirk Nelson），认证的精准神经肌肉按摩理疗师（CPNMT），

委员会认证的治疗性按摩与身体保健师（BCTMB）

韦斯顿按摩中心，位于密苏里州韦斯顿

铁人三项运动员肩部疼痛，活动范围受限

患者是一名59岁的男子铁人三项运动员。5年前曾发生左肩关节脱位。在过去5年中，他尽可能地用右肩代替了左肩，致使右肩活动范围受限。在初步评估时，患者无法在无痛和头部不前伸的情况下主动外展右臂超过90度。穿毛衣甚至T恤都会引起疼痛和不适。上肢前举和侧举都很困难。

治疗持续了6周，在这6周中，将按压性轻抚和压迫性揉捏作为常用按摩手法应用于以下肌肉群：肩胛旋后肌群、肩胛旋前肌群、肩袖、斜方肌上部、三角肌、肱三头肌和肱二头肌。随着治疗的进展，重点更集中于肩关节并应用肌筋膜技术。在肱骨牵引下进行肩关节向前、向后的1级和2级关节松动。用固定－拉伸手法治疗以下肌肉：胸大肌、胸小肌、斜角肌、胸锁乳突肌、肩胛提肌、肩胛下肌和背阔肌等。同时接受治疗的还有锁骨下肌。作为治疗的补充，患者在家里进行了一种特殊的姿势训练。这个简单的练习动作是先降低肩膀和肩胛骨，然后夹紧肩胛骨。到了第6次治疗时，患者可以毫不费力地向人们挥手，但更重要的是，他在半程铁人三项比赛中肩膀几乎完全活动自如。

迈克·格拉夫斯坦（Mike Grafstein），注册按摩理疗师（RMT）、
人体运动学专家（R. Kin）、认证运动按摩专家［SMT（C）］、
美国认证按摩理疗师［CAT（C）］
午线脊柱和运动公司，位于加拿大多伦多

网球肘，即肱骨外上髁炎，是肘关节最常出现的过度使用性损伤，其原因是伸腕肌腱的反复使用性劳损。虽然这种疾病以一种常见的运动命名，但也可能发生在其他活动中，这些活动对伸腕肌腱产生重复应力。

体征与症状

肱骨外上髁炎（如果没有炎症存在的话，也可以称为肱骨外上髁变性）的特征是在外上髁存在深部疼痛，随活动而加剧。其他症状可能包括肘关节外侧疼痛、轻度至中度肿胀和腕关节屈伸受限。患者也可能会突然感到剧痛。在严重病例中，患者握紧球拍甚至握手时经常会感到剧烈疼痛。

典型病史

和大多数过度使用性损伤一样，网球肘也是在几个月内逐渐形成的。它可能由于活动强度的增加而突然爆发，比如参加网球比赛。如果损伤不是球拍类运动引起的，则可能是患者日常活动中的重复使用性动作导致的。

相关解剖

在大多数情况下，主要的损伤是桡侧腕短伸肌（extensor carpi radialis brevis，ECRB）的肌腱病，位于外上髁附着点远端。其他的腕伸肌和指伸肌可能会受到网球肘的影响，或者变得紧张，或者因为疼痛而活动受限。有关腕和手指伸肌的图示，请参见图7.12。

桡侧腕短伸肌

桡侧腕短伸肌起自肱骨外上髁处的伸肌总腱，止于第三掌骨基底部的背侧。动作包括腕关节的背伸（与桡侧腕长伸肌和尺侧腕伸肌协同）和协助外展（桡偏）。

桡侧腕长伸肌

桡侧腕长伸肌（extensor carpi radialis longus，ECRL）起始于肱骨外上髁嵴的远端1/3处，位于肱桡肌起点和肱骨外上髁之间，止于第二掌骨基底部的背侧。动作包括伸腕关节（与桡侧腕短伸肌和尺侧腕伸肌协同）和协助外展（与桡侧腕屈肌协同）。

旋后肌

旋后肌起始于尺骨后部，肱骨外上髁、肘关节和桡尺关节的韧带及肱尺关节的前关节囊，止于桡骨上段前外侧，正好位于肱二头肌止点的远端。动作包括手和前臂旋后的起始阶段；但在屈肘位，当前臂从中立位至完全旋后位时，仅肱二头肌起旋后和屈肘作用，而旋后肌无动作（伸肘位时，旋后肌起前臂旋后作用，而肱二头肌无动作）。

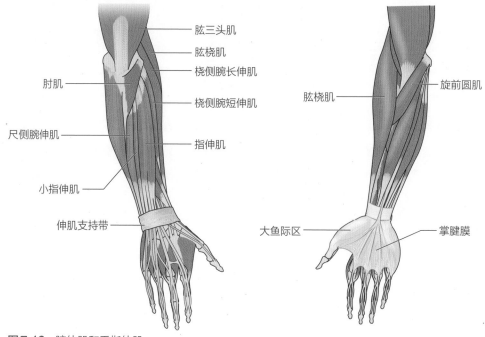

图7.12 腕伸肌和手指伸肌

桡神经穿过旋后肌深面，桡神经卡压可能产生类似网球肘的症状。旋后肌中的扳机点可能会产生类似网球肘的疼痛，对该处的治疗可以作为网球肘整体治疗的一部分。有趣的是，因为旋后的力量比旋前的更强大，所以为右手设计的螺栓和螺钉拧紧动作恰好是旋后（右-紧，左-松）。

肘肌

肘肌起始于肱骨外上髁的后侧面，止于尺骨鹰嘴突外侧面和尺骨近端后侧。动作包括协助肱三头肌伸展肘关节，在前臂旋后和旋前时协助稳定肘关节。肘肌损伤被认为是慢性网球肘患者的继发性损伤，因为当肘肌上的额外应力增大时，会导致桡侧腕短伸肌的功能被代偿或抑制。

肱桡肌

肱桡肌起始于肱骨外上髁嵴的上2/3处，止于桡骨茎突近端的外侧面。动作包括屈肘，特别是当前臂处于中立位时，它可以帮助对抗旋前和旋后。肱桡肌损伤可继发于网球肘，因为其位置毗邻桡侧腕长伸肌。

评估

观察

在严重的病例中，肱骨外上髁可见肿胀。

活动范围测试

腕关节的主动运动包括屈曲、背伸、外展和内收（尺偏）。根据损伤的严重程度，这些运动可能会引起疼痛。被动运动通常是无痛的，但是当腕关节屈曲，尤其是在肘关节于伸直位时，会拉伸前臂伸肌侧的损伤组织而诱发疼痛。

腕关节抗阻背伸和抗阻外展都会诱发疼痛。

手动抗阻测试

运动员取坐位或站位，保持腕关节中立、前臂旋前位。按摩治疗师一手扶住运动员的肘外侧，另一手对抗其腕关节背伸的力量（图7.13）。这种等长收缩应该缓慢加大力量，使目标肌群强力参与。屈肘时，更有利于测试桡侧腕短伸肌；伸肘时，更有利于测试桡侧腕长伸肌。若肌肉表现为疼痛或无力，则该测试呈阳性。网球肘时，中指抗阻背伸测试（Maudsley's测试）的结果通常呈阳性（Fairbank & Corlett,

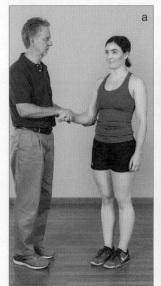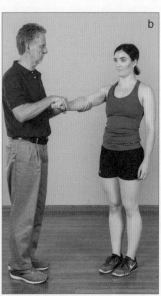

图7.13 抗阻伸腕测试：a. 屈肘位；b. 伸肘位

2002）（图7.14）。如果上述测试时没有疼痛发生，检查范围应扩大到可能引起外上髁疼痛的其他肌肉，如旋后肌、肱桡肌和肘肌。

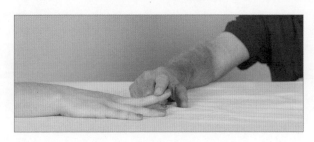

图7.14 中指抗阻背伸测试（Maudsley's测试）

注意事项和禁忌证

避免触诊或按摩刺激桡神经。

鉴别诊断

桡管综合征。

触诊检查

对肱骨外上髁的触诊应该从侧面进行，而不是从上方开始，以避免压迫肱桡肌、旋后肌和桡神经。在肱骨外上髁伸肌总腱起点、桡侧腕短伸肌肌-腱连接处、外上髁嵴桡侧腕长伸肌起点等位置，均可能有压痛。压痛最明显的部位应与手动抗阻测试的结果一致。

致伤因素

在球拍类运动中，姿势不当是造成网球肘的主要因素。不当训练导致的姿势错误，可能引起躯干和肩部肌肉疲劳，从而给前臂伸肌带来额外的压力。其他需要研究的因素还包括生物力学失衡、肩胛骨反常运动、重复性运动、相关肌肉中的扳机点和桡神经卡压等。

治疗方案

深层横向摩擦是网球肘治疗的核心，治疗也包括对可能导致出现症状的相关肌肉周围的软组织的处理。

其典型的治疗过程如下。

1. 对上臂和前臂肌群进行按压性轻抚、压迫性揉捏和拓宽横向纤维摩擦，进行整体热身，缓解肌肉的过度紧张。

2. 再对腕伸肌群进行促进拉伸。热身按摩后的拉伸运动有助于进一步降低肌肉的张力，缓解受影响肌腱的紧张。

3. 对病变肌腱的肌腹进行重点按摩。采用纵向平推和固定-拉伸按摩，有助于进一步提高肌肉的柔韧性、减少肌腱附着点的张力。

4. 与肌腱纤维附着方向相垂直，对肌腱进行深层横向摩擦，如下所示。

   • 桡侧腕长伸肌：由于肌腱纤维附着方向垂直于肱骨长轴，摩擦方向应与肱骨垂直，在肱骨外上髁嵴的近端进行（图7.15）。

   • 桡侧腕短伸肌：在前臂几乎完全旋前时，桡侧腕短伸肌的肌-腱连接处位于桡骨小头上方，可以在肱骨外上髁（肌肉起点）和桡骨小头（肌-腱连接处）处采用水平摩擦按摩（图7.16）。

初次进行深层横向摩擦时，使用中等压力，即要有足够的压力使肌腱能贴合在骨面上"摩擦"，持续约1分钟。开始时运动员可能会感到有些疼痛，按摩治疗师应调整力度，使疼痛感维持在6级左右。接近第一分钟结束时，不适感通常会明显减轻。但对于有些病例，疼痛感会保持不变，甚至加重。

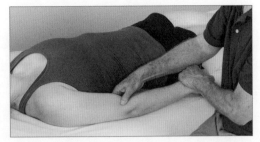

图7.15 桡侧腕长伸肌的肌腱横向附着在肱骨上，因此应沿肱骨外上髁嵴上下进行深层横向摩擦

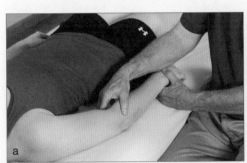
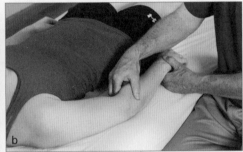

图7.16 桡侧腕短伸肌的深层横向摩擦位置：a. 肱骨外上髁肌肉附着处；b. 桡骨小头上方肌－腱连接处

5. 进行深层横向摩擦第一分钟后，按摩重点转换到对上肢和肩胛带的一般性按摩，抑或是未受累的一侧，给予治疗的肌腱休息时间。

6. 返回患侧，进行下一轮深层横向摩擦。此时，只要疼痛感在6级或以下即可，治疗时间最长可达3分钟。

7. 实施无疼痛的等张离心收缩，以减少保护性抑制，并帮助肌肉恢复到完全激活状态。

8. 再对腕伸肌群进行一轮促进拉伸后，治疗结束。

9. 经常冰敷对控制治疗后的疼痛很重要。

10. 理想情况下，每隔一天治疗一次。在最初的治疗之后，后续疗程的摩擦按摩的时间可以更长一些（总共9分钟），但每个疗程仍分成2或3次进行。每次按摩时间足够长，使疼痛消退至无痛。

11. 治疗的持续时间取决于损伤的严重程度、治疗的频率和运动员的自我恢复活动。

自我恢复方式

如果发现致伤因素，运动员必须予以调整或消除，以确保损伤不复发。一旦肌腱疼痛消失，运动员即开始实施柔韧性和渐进性力量训练计划。

力量训练与柔韧性训练计划

为了使肘部的肌肉和肌腱得以完全康复，在运动员恢复进行造成损伤的活动之前，一旦感觉无痛就必须开始进行力量练习和柔韧性训练。因为肌腱力量的增强比肌肉慢，重量或阻力训练应该从最小负荷开始，并多次重复。在前臂和腕关节的所有运动平面范围内都要进行力量训练，特别是离心练习，包括屈曲、背伸、旋后、旋前、外展和内收等。规律性的促进拉伸运动有助于维持关节的最大活动范围。

案例研究

多重诊断的顶尖垒球投手

出现这种情况时，患者还是一名优秀的运动员。她是一名全能运动员、两次入选美国国家队。大学时期是一名优秀的垒球投手。在她职业生涯的头3年，遭受了各种肌肉骨骼问题的困扰，主要是右肩、上臂和前臂的重复应力所致。运动按摩和物理疗法的结合帮助她解决了这些问题。除了这些常见的症状外，她在大二前期发生过右尺骨骨折，大三时又被诊断为患有腰椎管狭窄症。

大四时期更加艰难。最初，她还只是抱怨老问题。然而，到了比赛的第3周，她开始抱怨右颈部、前臂和手部疼痛，同时握力减弱。在这个赛季中，疼痛和无力不断加剧。她的握力，通常在100磅（1磅≈0.45千克）以上，目前在40磅以下。她伸肘困难，前臂和手开始肿胀。在那一个赛季里，她分别被诊断为患有腕管综合征、胸廓出口综合征和筋膜室综合征（exertional compartment syndrome，ECS）（中段骨折可导致筋膜室综合征）。

最初的治疗包括按压性轻抚和压迫性揉捏，使肌肉热身。然后用温和而有节奏的按压来评估组织。评估后采用高尔基肌腱器官（Golgi tendon organ，GTO）技术放松受影响的肌肉，然后采用深层横向摩擦治疗紧绷的软组织束，并直接用手指按压治疗痛点。治疗的组织包括前斜角肌、中斜角肌、胸小肌、颈半棘肌、头夹肌和指伸肌。筋膜室综合征确诊后，我们使用温和的发散性按摩，并结合热疗，以软化筋膜。这种方法使她成功地进入了季后赛。赛季结束后，她接受了腕管手术，并成功继续自己的职业生涯。

埃斯特班·A. 鲁瓦尔卡巴（Esteban A Ruvalcaba），认证按摩治疗师（LMT），

委员会认证的治疗性按摩与身体保健师（BCMTB）

哥伦比亚按摩治疗中心，位于密苏里州哥伦比亚

高尔夫球肘（肱骨内上髁炎或内上髁变性）与网球肘属于同一类型的损伤，不同的是它发生在肱骨内上髁屈肌总腱的附着处。虽然这种疾病是以一种常见的运动来命名的，但该损伤也可能发生在其他情况下，包括手腕和手指的反复屈曲。

体征和症状

肱骨内上髁炎（如果没有炎症的话，也可称为肱骨内上髁变性）的特征是内上髁深部疼痛，会随着活动而加剧，尤其是进行任何涉及握力的活动时。多达20%的病例存在尺神经症状（肘管综合征）（Kohn，1996）。

典型病史

高尔夫球肘，像大多数过度使用性损伤一样，是在几个月内逐渐形成的。它可能因活动强度增加而突然爆发，例如参加高尔夫球比赛。如果损伤不是高尔夫球运动造成的，则要从日常活动的反复性动作中寻找原因。运动员有这种损伤时，腕部屈伸活动可能因疼痛而受限。

相关解剖

在大多数情况下，主要的损伤表现为腕关节屈肌总腱的肌腱病，病变位置在肱骨内上髁附着点或其远端。有关手腕和手指屈肌的图示，请参见图 7.17。

桡侧腕屈肌

桡侧腕屈肌起自肱骨内上髁的屈肌总腱，止于第二和第三掌骨基底部。动作包括腕关节屈曲（与尺侧腕屈肌协同）和腕关节外展（与桡侧腕长、短伸肌协同）。

尺侧腕屈肌

尺侧腕屈肌有两个起始头：肱头通过屈肌总腱起自内上髁；尺头起自鹰嘴突的内侧和尺骨上 2/3 段的后侧，止于豌豆骨。动作包括腕关节屈曲（与桡侧腕屈肌协同）

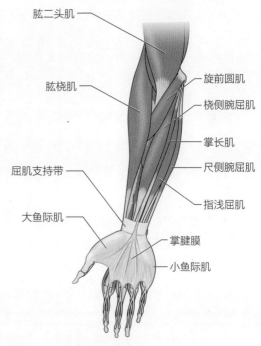

肱二头肌

肱桡肌

旋前圆肌

桡侧腕屈肌

掌长肌

屈肌支持带

尺侧腕屈肌

指浅屈肌

大鱼际肌

掌腱膜

小鱼际肌

图 7.17 手腕和手指屈肌

和腕关节内收（与尺侧腕伸肌协同）。尺神经从尺侧腕屈肌的两个头之间进入前臂。

指浅屈肌

指浅屈肌有两个起始头：肱尺头起自肱骨内上髁的屈肌总腱和尺骨冠状突的内侧面，位于旋前圆肌的近端；桡骨头起自桡骨，斜行于肱二头肌止点和旋前圆肌之间。两个头通过纤维弓相连，正中神经和尺动脉从纤维弓下穿过。它止于每根手指的中节指骨。

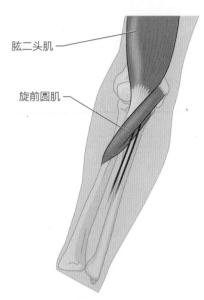

动作包括弯曲中节指骨，然后带动弯曲近节指骨以及手腕。

掌长肌

掌长肌起自肱骨内上髁，止于掌腱膜和腕横韧带。动作包括屈腕和使掌腱膜紧张。它也可能辅助旋前动作。许多人没有掌长肌。掌长肌腱位于屈肌支持带的浅层，当它存在时，手掌呈杯状并屈腕，就很容易看到。

旋前圆肌

旋前圆肌（图7.18）有两个起始头。主要的是肱头，起自肱骨内上髁嵴和内上髁；次要的是尺头，起自尺骨冠状突的内侧面。它们均止于桡骨外侧中点。动作包括协助旋前方肌使前臂旋前，并协助抗阻屈肘。正中神经从旋前圆肌的两个头之间进入前臂。

肱二头肌

旋前圆肌

图7.18 旋前圆肌

评估

观察

对于严重的病例，肱骨内上髁可能会肿胀。

活动范围测试

腕关节的主动运动包括屈曲、背伸、外展（桡偏）和内收（尺偏）。根据损伤的严重程度，这些运动或许会引起疼痛。被动运动通常是无疼痛的，但在手腕或手指背伸，尤其是同时伸直肘关节时，可能会因为拉伸前臂屈肌侧的病变组织而引起疼痛。此外，腕关节抗阻屈曲会诱发疼痛，在抗阻内收、外展和旋前时也会出现疼痛。

手动抗阻测试

运动员坐着或站着，腕关节中立、前臂旋后。按摩治疗师一手抓住肘部内侧，另一手抵抗运动员屈腕的力量（图7.19）。这种等长收缩要缓慢加大力量，使目标肌群强力参与。若肌肉出现疼痛或无力，则该测试的结果呈阳性。如果这个测试没有引起疼痛，检查范围要扩大至其他可能引起肱骨内上髁疼痛的肌肉，如掌长肌、旋前圆肌和指浅屈肌。

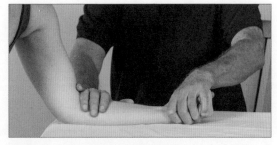

图7.19 高尔夫球肘抗阻屈腕测试

注意事项和禁忌证

避免触诊或按摩刺激尺神经或正中神经。

鉴别诊断

肘管综合征和尺侧副韧带损伤。

触诊检查

一旦功能评估缩小了可疑损伤的范围，就可以用深层横向摩擦的手法对屈肌总腱进行触诊，以识别确切的损伤位置。一般来说，损伤会发生在肱骨内上髁的肌腱骨膜附着处或在肱骨内上髁远端约6.3毫米的肌–腱连接处（Cyriax, 1993）。

致伤因素

训练错误会增加罹患肱骨内上髁变性的风险。运动员通常主诉在症状发生之前有活动强度或持续时间的增加，以及缺乏足够的热身活动。高尔夫球或网球的技术问题是引起肱骨内上髁变性的主要原因之一。装备问题包括使用尺寸不当的网球拍或高尔夫球杆。功能性危险因素包括前臂力量不足、耐力和柔韧性差。

治疗方案

深层横向摩擦是治疗高尔夫球肘的主要手法。治疗也包括对可能导致症状出现的相关肌肉周围的软组织的处理。

其典型的治疗过程如下。

1. 对前臂和手部肌肉实施按压性轻抚、压迫性揉捏和拓宽横向纤维按摩，进行整体热身，减少肌肉的过度紧张。

2. 对腕部、手指屈肌和旋前圆肌进行促进拉伸。热身按摩后的拉伸运动有助于进一步降低肌肉的张力，缓解受影响肌腱的紧张。

3. 对腕部和手指屈肌的肌腹进行重点按摩。采用纵向平推和固定–拉伸按摩，有助于进一步提高肌肉的柔韧性、减少肌腱附着点张力。

4. 将患者置于合适的体位，以便对病变组织结构进行深层横向摩擦。使前臂完全伸直、旋后，为"摩擦"肌腱提供一个坚实的表面。以水平方向沿肱骨内上髁嵴走行进行摩擦。深层横向摩擦应在肱骨内上髁远端的肌-腱连接处，以水平（前后）方向实施（图7.20）。

初次进行深层横向摩擦时，使用中等压力，即要有足够的压力使肌腱能贴合在骨面上"摩擦"，持续约1分钟。开始时运动员可能会感到有些疼痛，按摩治疗师应调整力度，使疼痛感维持在6级左右。接近第一分钟结束时，不适感通常会明显减轻。但对于有些病例，疼痛感会保持不变，甚至加重。

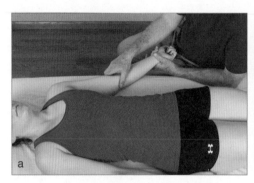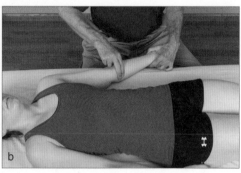

图7.20 深层横向摩擦用于治疗屈肌总腱的：a.肱骨上髁附着点处；b.肌-腱连接处

5. 深层横向摩擦第一分钟结束后，按摩重点转换到对上肢和肩胛带的一般性按摩，抑或是未受累的一侧，给予治疗的肌腱休息时间。

6. 返回患侧区域，进行下一轮深层横向摩擦。此时，只要疼痛感维持在6级或以下即可，治疗时间最长可达3分钟。

7. 实施无痛等张离心收缩，以减少保护性抑制，并帮助肌肉恢复到完全激活状态。

8. 再对屈肌群进行一轮促进拉伸后，治疗结束。

9. 经常冰敷对控制治疗后的疼痛很重要。

10. 理想情况下，每隔一天治疗一次。在最初的治疗之后，后续疗程的摩擦按摩的时间可以更长一些（总共9分钟），但每个疗程仍分成2或3次进行。每次按摩时间足够长，使疼痛消退至无痛。

11. 治疗的持续时间取决于损伤的严重程度、治疗的频率和运动员的自我恢复活动。

自我恢复方式

如果发现致伤因素，运动员必须予以调整或消除，以确保损伤不复发。一旦肌腱炎疼痛消失，运动员即可开始实施柔韧性和渐进性力量训练计划。

力量训练与柔韧性训练计划

为了使肘部的肌肉和肌腱得以完全康复，在运动员恢复进行造成损伤的活动之前，一旦感觉无痛就必须开始进行力量练习和柔韧性训练。因为肌腱力量的增强比肌肉慢，重量或阻力训练应该从最小负荷开始，并多次重复。在前臂和腕关节的所有运动平面范围内都要进行力量训练，特别是离心练习，包括屈曲、背伸、旋后、旋前、外展和内收等。握力训练也应包括在内。规律性的促进拉伸运动有助于维持关节的最大活动范围。

案例研究

女性瑜伽练习者肩膀疼痛

患者不确定最初受伤的时间。她报告说，这可能始于2013年的自行车事故或2016年的武术训练。后来她接受了多种治疗，包括两次类固醇注射。她的右肩受限于内旋，外展160度，右上斜方肌、中斜方肌、菱形肌、肩胛下肌、前锯肌、三角肌前部、胸大肌和冈下肌均呈现张力过大的现象。

研究患者病情后决定对其采用多种技术治疗。因为肩部区域总体都是张力过大的，所以治疗也包括对上述部位进行一般性按摩（揉捏、轻抚、按压）。随着时间的推移，肩关节周围的组织开始正常化，肩胛下肌成为损伤的中心区域。进一步检查发现，肩胛下肌上部及其肌腱有疤痕区。主动和被动的固定－拉伸手法被用于软化疤痕，并使其回归健康的组织形态。疤痕组织不会消失，但可以软化并重新融入未受影响的组织中。

6个疗程后，患者报告说肩膀的工作效率已接近100%。她正在参加集体健身训练和瑜伽课程。她可以做下犬式，尽管这个动作对肩关节的负荷是很大的。她能够做到完全外展，内旋功能也显著改善。她想继续康复，并且已经开始了肩袖的弹力带练习，这有助于她进一步恢复。

查尔斯·麦格罗斯基（Charles McGrosky），认证按摩治疗师（CMT）

新西兰克赖斯特彻奇治疗按摩中心，位于新西兰肱二头肌腱病是肱二头肌长头肌腱的过度使用性损伤。该病很少单独出现，经常与其他肩部损伤同时发生，如肩袖病变、肩关节盂唇撕裂和肩关节不稳等。

体征与症状

运动员患肱二头肌腱病的最常见症状是肩前深部跳痛，在过顶推拉或提拉时疼痛感会加重。患者对疼痛部位的描述通常是模糊的（尤其是轻度肌腱病变时）。疼痛感也可沿手臂向下放射至三角肌止点处，偶尔向下至手部的桡侧（Churgay, 2009）。肩部偶尔会有咔嗒声或弹响感，这可能是肱横韧带断裂后，肱二头肌长头肌腱从腱沟中半脱位所致（Gleason, 2006）。肱二头肌腱病最常见的体征是在肱二头肌腱沟处直接触诊时有压痛。

典型病史

肱二头肌腱病在投掷运动员、游泳运动员和体操运动员中很常见。在参加举重、健美和一些对抗性运动的人群中也很常见。从事肩上作业或搬运重物的工人也是高风险人群。

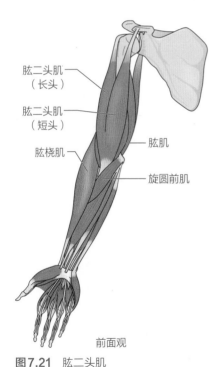

肱二头肌
（长头）

肱二头肌
（短头）

肱桡肌

肱肌

旋圆前肌

前面观

图 7.21 肱二头肌

相关解剖

肱二头肌（图 7.21）由一个短头和一个长头组成，它们相互融合形成一整块肌肉，提供前臂旋后和屈曲动作的主要力量。

肱二头肌长头起自盂上结节和上盂唇。肌腱斜行在肩关节内，跨过肱骨头前方，并从经肱横韧带固定的肱二头肌腱沟中穿出关节。肱二头肌腱沟是肱骨大结节（外侧）和小结节（内侧）之间的浅沟。肱二头肌短头起自喙突（通常与喙肱肌腱相连），沿着肱骨内侧与肱二头肌长头伴行。肌腹向远端汇合形成一条肌腱，止于桡骨粗隆。

虽然肱二头肌同时跨越肩关节和肘关节，但其主要功能是屈肘和前臂旋后。葡萄酒爱好者用开瓶器开瓶时，会用上这两种功能：肱二头肌工作时，首先拧松软木塞（旋后），然后将软木塞拔出（屈曲）。肱二头肌同时也有屈曲上臂的功能。此外，肱二头肌长头协助肱骨外展，并能有力地辅助稳定肱骨头，特别是在外展和外旋时；肱二头肌短头则协助肱骨内收。

评估

观察

肱二头肌腱病通常与其他肩部疾病一起发生。由于该病的症状与肩袖损伤和肩关节盂唇撕裂相似，在评估过程中要辨别出肱二头肌的问题非常具有挑战性。如果肱横韧带断裂，在肌肉活动时，有可能看到或感觉到肱二头肌腱半脱位。

活动范围测试

由于并发撞击问题很普遍，专门针对肱二头肌腱病的活动范围测试没有意义。

手动抗阻测试

在Yergason's测试中，运动员取坐位或站立位，手臂放在体侧，屈肘90度，前臂旋前（图7.22）。按摩治疗师坐或站在运动员旁边，在运动员试图旋后前臂时予以抵抗。若运动员在肱二头肌腱沟处出现局限性疼痛，则该测试结果呈阳性。

另一种方法是上勾拳测试，运动员取坐位或站立位，手臂放在体侧，屈肘90度，前臂旋后，手握拳。按摩治疗师坐在或站在运动员旁边，在运动员试图向上弯曲手臂时，予以抵抗，就像在做拳击中的上勾动作一样（图7.23）。若运动员此时出现局部疼痛或肱二头肌腱沟处有咔嗒声，则该测试结果呈阳性。

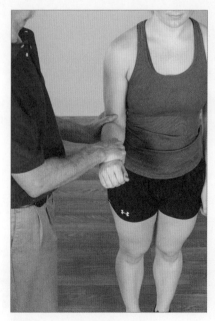

图7.22　Yergason's测试

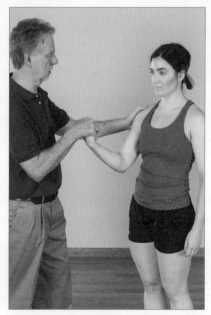

图7.23　上勾拳测试

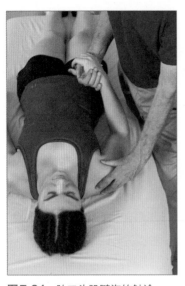

图7.24 肱二头肌腱沟的触诊

触诊检查

触诊检查能为肱二头肌腱病提供最准确的评估（Churgay, 2009）。运动员在治疗床上取仰卧位，手臂放在体侧，右手放在髋前部。这个体位可使手臂内旋约10度，肱二头肌腱沟直接朝前。按摩治疗师将拇指或两个手指平放在肱二头肌腱沟上，保持适当的压力，屈曲运动员肘部并被动前后旋转肱骨（图7.24）。这种运动引起的疼痛表明肱二头肌腱病呈阳性。

鉴别诊断

肩袖损伤、盂唇损伤、肩关节撞击征。

致伤因素

肱二头肌腱病常伴有其他症状，包括肩胛反常运动（肩胛骨力学缺陷）、肩袖撞击或肩峰下滑囊炎。当患者过早地做恢复运动时，肱二头肌腱病会加重。

治疗方案

深层横向摩擦是肱二头肌腱病的主要治疗手法，可以穿插在开始的轻抚按摩和结束时的整理治疗之间进行。病情的严重程度和持续时间都是影响康复的重要因素。

其典型的治疗过程如下。

1. 对上肢和肩胛带进行按压性轻抚、压迫性揉捏和深度横向纤维按摩，作为整体热身，缓解肌肉过度紧张，要特别注意缓解肱二头肌的紧张。

2. 对肱二头肌进行促进拉伸。热身按摩后的拉伸运动有助于进一步降低肌肉的张力，缓解肌腱紧张。

3. 对肱二头肌肌腹进行重点按摩。采用纵向平推和固定－拉伸按摩，有助于进一步提高肌肉的柔韧性、减少肌腱附着点的张力。

4. 将患者置于合适的体位，以便触及目标肌腱。这与触诊检查的位置相同（图7.25）。按摩时，大拇指或手指在肱二头肌腱沟处施加并保持压力，然后缓慢地前后旋转肱骨。这种手法对患者来说，通常比用拇指在肌腱上横向"弹拨"更舒适。

初次进行深层横向摩擦时，使用中等压力，即在肱骨前后旋转时要有足够的压力使肌腱能贴合在骨面上"摩擦",持续约1分钟。开始时患者可能会感到有些疼痛,按摩治疗师应调整力度,使疼痛感维持在6级左右。接近第一分钟结束时,不适感通常会明显减轻。但对于有些病例,疼痛感可能保持不变,甚至加重。

5. 深层横向摩擦第一分钟后,按摩重点要转换到对上肢和肩胛带的一般性按摩,抑或是未受累的一侧,给予治疗的肌腱休息时间。

6. 返回患侧相应区域,进行下一轮深层横向摩擦。此时,只要疼痛感维持在6级或以下即可,治疗时间最多可达3分钟。

7. 实施无痛等张离心收缩,以帮助减少保护性抑制,并帮助肌肉恢复到完全激活状态。

8. 再对肱二头肌进行一轮促进拉伸运动后,治疗结束。

9. 经常冰敷对控制治疗后的疼痛很重要。

10. 理想情况下,每隔一天治疗一次。在最初的治疗之后,后续疗程的摩擦按摩的时间可以更长一些(总共可达9分钟),但每个疗程仍分成2或3次进行。每次按摩时间足够长,使疼痛消退至无痛。

11. 治疗的持续时间取决于损伤的严重程度、治疗的频率和运动员的自我恢复活动。

自我恢复方式

如果发现致伤因素,运动员必须予以调整或消除,以确保损伤不再复发。一旦肌腱疼痛消失,运动员即可开始实施柔韧性和渐进性力量训练计划。由于肱二头肌腱病只是更广泛的肩部和肩袖问题的一种症状体现,自我恢复应着重于恢复肩胛带静、动态稳定结构的柔韧性和力量,改善肩关节的无痛活动范围。

棒球投手的肱二头肌腱病

患者是一名17岁的右撇子棒球投手，被诊断为患有肱二头肌腱鞘炎。他作为高中棒球队投球手，常年参加多个休赛期联赛。他最初被医生诊断为右臂肩袖拉伤，并完成了物理治疗，但症状没有任何改善。经医生进一步评估，他被重新诊断为患有肱二头肌腱鞘炎。自从在一场比赛中投球受伤后，他就不能打棒球了。肩关节的任何旋转都有明显疼痛，特别是涉及投掷所需的上举运动。他还说自己倾向于侧臂投球，这会使损伤更严重。经检查，他的肩关节活动受限，上举活动时剧烈疼痛，他手臂的力量也很小。

患者接受了4次治疗，每次30分钟。每次都使用几种运动按摩手法，包括先用按压性轻抚和压迫性揉捏按摩进行肩周软组织热身，再对肱二头肌腱远端附着处进行拓宽横向纤维按摩，然后是肱二头肌的等张离心收缩，最后对受影响组织中残留的任何粘连采用主动松解技术。初次就诊后，患者的活动范围立即得到改善，疼痛感减轻。到了第四次就诊时，他的肩膀就已经没有疼痛，活动自如了。

玛丽·莱利（Mary Riley），认证按摩治疗师（LMT）

莱利体育按摩中心，位于俄亥俄州克利夫兰

曲棍球运动员的肩袖损伤

患者是一名19岁的校际曲棍球运动员。他最初被诊断为冈下肌和冈上肌肌腱撕裂。冈下肌肌腱撕裂的位置在肱骨大结节肌肉止点处。冈上肌肌腱撕裂的位置在其肱骨大结节止点处的上面。手术后，这两条肌腱被重新接上，患者在手术后使用吊带4周，包括睡觉时。

术后物理治疗包括每天冰敷肩膀3~5次（每次15分钟）、肩关节的被动活动、神经肌肉电刺激（neuromuscular electric stimulation，NMES），同时对肩袖肌群进行了力量和稳定性练习。

患者在术后12周时，活动范围仍未达到前屈140~150度，内旋或外旋60度的"正常"活动范围。按摩疗法的目的是改善关节活动范围，使之达到所需的标准，并防止"冻结肩"。

最初的按摩治疗包括用主、被动活动范围测试来确定其基线所在；用抗阻测试来确定粘连的位置。在就诊时患者局部没有炎症表现。

先用按压性轻抚和压迫性揉捏对肌肉组织进行热身。再用固定-拉伸、神经肌肉疗法和多向交叉纤维摩擦来解决软组织浅层的粘连。最后采用关节松动术处理关节囊内的粘连。按摩手法治疗的重点在术后的肌肉结构，包括对肩胛下肌、小圆肌、三角肌内侧部和上斜方肌等肌肉的损伤进行治疗。

促进拉伸和热冷交替疗法的应用，作为手法治疗的补充，有助于改善肌肉的柔韧性。疗程为3周，每周2次，计划每周改善30度。在6个疗程后重新评估。

8个疗程后，患者的活动范围达到前屈145度、内旋70度、外旋60度。治疗方案改为每周1次，持续2周。接着改为每月1次，持续2个月。

乔治·格拉斯（George Glass），认证按摩治疗师（LMT），委员会认证的治疗性按摩与

身体保健师（BCMTB）

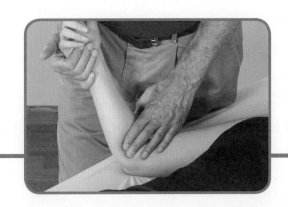

第 8 章

运动按摩治疗神经卡压综合征

本章重点介绍神经卡压性病变。神经卡压也称为神经压迫综合征、压迫性神经病和卡压性神经病。神经持续性损伤有3种主要形式：压力（挤压、压迫和卡压、重复应力）、割伤和撕裂伤、拉伸和张力性损伤。

神经卡压通常定义为对单个周围神经的直接压迫。神经压迫的症状各不相同，但通常包括疼痛、刺痛、麻木，有时表现为肌肉无力。

洛（Lowe, 2016, p.9）认为，神经压迫性损伤的发生主要有两个因素：力量负荷和时间。力量负荷是指施加在神经上的压力大小。时间是指施加压力的时间量。注意，如果时间足够长（如手腕上的神经压迫），即使非常小的力量负荷也会导致严重的神经损伤。

症状可能仅仅来自神经直接受压，或者神经被卡压在软组织上无法自由滑动，受到牵张应力而出现。这种锚定−牵拉状态称为有害机械张力或有害神经张力。这种过度的牵张应力会使神经纤维的整体直径变小，从而压迫神经内的结缔组织（神经外膜、神经束膜和神经内膜）。这些结缔组织都有自己的神经和营养供应，当它们受累时会产生神经损伤症状（Lowe, 2018）。

双挤压综合征，更准确地说是双压迫综合征，是指周围神经有两处受压，即神经束近端受压（如神经根或胸廓出口）的同时伴有远端受压（如腕管）。据推测，近端受压会使远端神经敏感，因此只要相对较小的压力就会在远端产生症状，而如果近端压迫不存在，远端的这种轻压迫通常不会产生症状。

神经压迫综合征的治疗目标是改善造成卡压的组织的柔韧性，从而减少对神经结构的压力，使它们能更自由地滑动从而达到愈合目的。作为神经压迫综合征评估和治疗的一部分，神经滑动（也称为神经紧张测试）可用于测试神经活动受限的程度。当用于评估时，神经滑动是通过小心地对被测神经施加渐进性张力来进行的。这些神经紧张测试最初由艾维（Elvey, 1994）提出，后来被许多医生推广和改良，最著名的是澳大利亚物理治疗师大卫·巴特勒（David Butler, 2000）。

神经滑动评估常先在健侧进行，以确定正常运动的基线。与所有具有不同准确度的特殊测试一样，神经滑动评估是更全面评估方法的一部分，而不作为一项独立的评估方法使用。它用于测试神经活动受限的这些同类运动，有助于恢复正常的神经滑动，这是神经卡压病变整体治疗计划的一部分。

请注意，其他的治疗方法可能也适用于这里所述的损伤，本章讨论的损伤治疗方法是作者的首选。

四边孔位于盂肱关节的后、下方，其内有腋神经和旋肱后动脉穿过（图8.1）。四边孔综合征（quadrilateral space syndrome，QSS）是一种卡压性病变，由腋神经和旋肱后动脉在穿过四边孔时受压引起。卡压可以仅限于神经或动脉，也可以两者兼而有之。

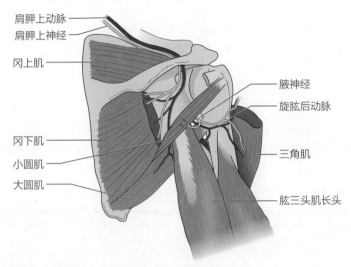

肩胛上动脉
肩胛上神经
冈上肌
腋神经
旋肱后动脉
冈下肌
小圆肌
大圆肌
三角肌
肱三头肌长头

图8.1 腋神经与旋肱后动脉穿过四边孔

体征和症状

四边孔综合征通常表现为肩部后外侧钝痛、间歇性疼痛，夜间加重，尤其患侧在下方时。投掷类运动员，在过顶运动时或在投掷的引臂末期和挥臂加速期（肩关节外展外旋）症状加重。据斯泰克（Stecco）说："这些症状是过顶投掷者的典型症状，也可能由过度使用引起，会导致腋筋膜致密化。"（Stecco 2015, p.238）四边孔区的局部压痛伴随三角肌区放射痛是常见的体征。也可能出现小圆肌和三角肌萎缩或无力，导致肱骨外旋无力。此外，腋神经感觉分布区域，即肩部外侧和臂后上方的三角肌区，还可能会有感觉异常（图8.2）。

腋神经支配

脊神经根：C5和C6

运动功能：支配小圆肌
和三角肌

感觉功能：臂上外侧皮
神经，支配下三角肌区
（臂章区）的皮肤

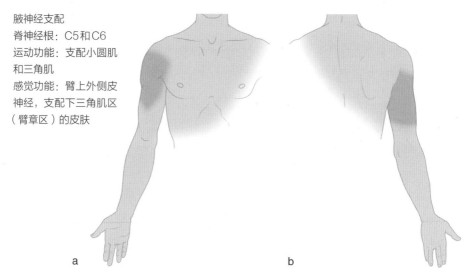

a　　　　　　　　　　　　　　b

图8.2 腋神经感觉支配范围在三角肌下2/3的皮肤处，也称为"臂章区"

典型病史

　　虽然这是一种罕见疾病，但还是把它罗列在本书内，因为笔者已经治疗过好几个患四边孔综合征的投掷项目运动员。四边孔综合征通常发生在运动员的优势肩，患者年龄为20~40岁，多见于男性。由于许多症状重合，四边孔综合征可能被误诊为肩峰下撞击征或其他肩部疾病。软组织中的纤维束带，即斯泰克所观察到的筋膜致密化，通常与四边孔综合征有关。例如芬克曾报道，继发于下盂唇撕裂的盂唇旁囊肿也是四边孔综合征的常见病因，尤其是在参加对抗性运动的运动员中。

　　四边孔综合征的常见病因，包括过顶运动中的重复性动作（游泳、篮球、排球）、棒球投掷技术动作错误等。其他因素可能包括背负沉重背包造成的压迫、有向上的压力挤压四边孔（例如腋杖使用不当）、肩关节摔伤、肩关节脱位和肱骨骨折。

相关解剖

　　四边孔是一个四边形空间，其边界为：小圆肌（上缘）、大圆肌（下缘）、肱三头肌长头（内侧缘）、肱骨外科颈（外侧缘）。注意，肱三头肌长头腱在其接近盂下结节的止点处，将小圆肌和大圆肌分隔开。参见图8.1。

评估

这种疾病的鉴别通常比较具有挑战性，因为四边孔综合征的症状与许多其他肩部疾病的症状类似，如胸廓出口综合征、肩峰下撞击征、肩峰下滑囊炎和肩袖撕裂。四边孔综合征通常是被误诊为其他更常见的疾病，治疗无效后才被诊断出来。

观察

在慢性病例中，可见小圆肌和三角肌萎缩。

活动范围评估

肩关节的活动范围通常是正常的，但是外展和外旋（特别是如果这两个动作同时进行，如投掷运动）可能无力或诱发疼痛症状，肱骨水平内收或内旋也可能引起疼痛症状，因为这些动作牵拉了被卡压的腋神经。

神经滑动评估

神经滑动评估可以用来评估神经通过四边孔的能力。这项评估要谨慎实施，保持紧而不痛的感觉即可。在该神经滑动评估中，运动员肩部放松站立，肘部轻微弯曲，肱骨缓慢内旋，要感觉紧而不痛（图8.3a）。如果这个姿势没有不适，运动员继续压低肩膀，然后向对侧屈曲颈部（图8.3b）。神经支配区域（特别是三角肌）有紧张感属正常；若出现疼痛则为异常。如果有疼痛，嘱运动员准确指出位置，因为这将有助于辨别神经卡压所在之处。

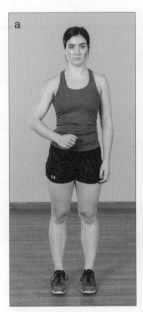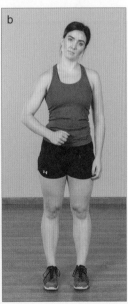

图8.3 腋神经的神经滑动评估：a. 站立时肩膀放松，肘部弯曲，肱骨内旋，感觉紧而不痛；b. 通过压低肩膀和侧屈颈部来增加张力

手动抗阻测试

肩关节抗阻外展和抗阻外旋无力会加重运动员的症状。

触诊检查

仔细触诊会发现四边孔区有压痛点（图8.4）。触诊肩前部和三角肌区也会出现压痛。

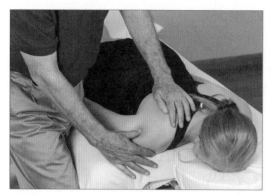

布朗和他的同事（Brown et al., 2015, p.390）说：

> "四边孔间隙的软组织中常可触及纤维条索。在尸体肩关节解剖中发现，纤维条索位于大圆肌和肱三头肌长头之间；外旋会使四边孔横截面积减小。纤维条索常因四边孔内的结缔组织受明显或隐匿的反复微损伤而形成，继而形成永久性瘢痕和粘连。"

图8.4 触诊四边孔可发现压痛点

小圆肌和大圆肌、肱三头肌长头、三角肌后束触诊时边界不清。触诊也可能加重运动员的症状，但这也显示出了神经卡压的位置。

注意事项和禁忌证

触诊和治疗四边孔综合征时必须小心，避免进一步刺激已经受损的神经结构。

鉴别诊断

胸廓出口综合征、颈部结构疾病的放射痛、肩袖综合征及撞击综合征。

致伤因素

运动或工作活动中患侧肩部反复外展和外旋，会导致四边孔综合征发作，因此在治疗过程中患者必须尽可能减少这些活动。

治疗方案

治疗的总体目标是减少对腋神经的压迫，恢复无痛外旋和外展运动。

其典型的治疗过程如下。

1. 对上肢和肩胛带进行按压性轻抚、压迫性揉捏和拓宽横向纤维按摩，作为整体热身，以降低肌肉的张力。其中，要特别注意降低三角肌、冈下肌和大小圆肌的张力。

2. 对肩袖肌群进行促进拉伸。热身按摩后的拉伸运动有助于进一步降低肩胛带的张力。

3. 对小圆肌、大圆肌、肱三头肌和三角肌进行纵向平推和固定－拉伸按摩。

4. 如果在构成四边孔的肌肉内或肌肉之间发现纤维条索，那么应小心施加无痛的深层横向摩擦，以提高这些组织的柔韧性。初次进行深层横向摩擦时，只要症状没有加重，可以使用中等压力持续约1分钟。在随后的治疗中，深层横向摩擦时间可长达3分钟。

5. 对大小圆肌、肱三头肌和三角肌后束进行无痛等张离心收缩，以减少保护性抑制，并帮助肌肉恢复到完全激活状态。

6. 对治疗的肌肉进行另一轮促进拉伸后，治疗结束。

自我恢复方式

如果发现致伤因素，运动员必须予以调整或消除，以确保损伤不再复发。一旦症状减轻，运动员就要开始实施柔韧性和渐进性力量训练计划。训练重点在于肩关节水平内收和内旋位的促进拉伸，以及加强肩袖、三角肌和肱三头肌的力量练习。神经滑动运动具有治疗作用，它有助于神经在四边孔内继续自由滑动。

胸廓出口综合征

胸廓出口综合征（thoracic outlet syndrome，TOS）是胸廓出口区内的血管神经结构（臂丛神经）受压、受损或被刺激引起的一组疾病。胸廓出口区包括3个区域：其一，由斜角肌构成的斜角肌三角；其二，由第一肋骨、锁骨构成的肋锁间隙；其三，由喙突、胸小肌及其下方肋骨构成的胸小肌下间隙（图8.5）。

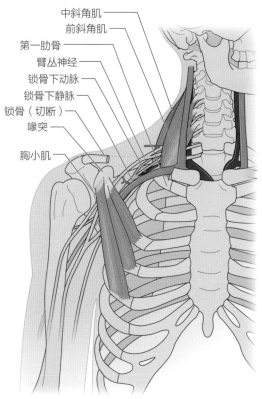

中斜角肌
前斜角肌
第一肋骨
臂丛神经
锁骨下动脉
锁骨下静脉
锁骨（切断）
喙突
胸小肌

图8.5 臂丛神经是一种血管神经束，从颈椎发出，下行穿过胸部，进入手臂

胸廓出口综合征的典型症状是沿臂丛神经放射的疼痛、麻木或针刺感。其他症状包括上肢无力、患侧手皮肤颜色和温度变化。胸廓出口综合征的3种主要表现如下。

1. 神经型胸廓出口综合征是最常见的类型，多见于女性，是下颈椎和上胸部的骨或软组织压迫并刺激臂丛神经所致。

2. 动脉型胸廓出口综合征是骨或软组织卡压锁骨下动脉所致。

3. 静脉型胸廓出口综合征是锁骨下静脉受卡压所致。该静脉不行经斜角肌，因此不受前斜角肌综合征的影响。静脉型胸廓出口综合征通常表现为手臂异常和过劳训练后，症状突然发作。

体征和症状

神经型胸廓出口综合征

神经型胸廓出口综合征的症状和体征包括颈部、胸部和手臂的疼痛、麻刺感、麻木、无力感，以及手部无力或麻木（尤其是无名指和小指）。在慢性病例中，患侧手部肌肉可能萎缩。

动脉型胸廓出口综合征

动脉型胸廓出口综合征的体征和症状包括：手臂、手掌和手指的血液循环不良，导致手掌和手指冰冷、敏感；因动脉供血不足造成皮肤苍白；手指麻木、疼痛或酸痛不适。

静脉型胸廓出口综合征

静脉型胸廓出口综合征的体征和症状包括：前胸壁静脉曲张；手掌、手指、手臂肿胀，伴有皮肤发青或发紫（静脉回流受阻所致）；感觉颈部和手臂沉重、无力。

典型病史

由于胸廓出口综合征涉及很多方面的问题，表现形式多种多样，所以没有典型的发病史。致病因素主要包括以下几方面。

- 需要肩关节做极度外展和外旋重复动作的运动项目（如游泳、棒球、排球、球拍类运动）
- 颈椎屈曲 – 过伸损伤（挥鞭损伤）
- 重复性压力损伤，尤其是长时间坐在键盘前
- 斜角肌肥大（常见于棒球投手）
- 姿势因素（如弯腰驼背或圆肩，头前引）

相关解剖

胸廓出口综合征通常发生在一个或多个常见的卡压点。臂丛神经从颈椎发出，在行经前、中斜角肌间隙时受压，称为前斜角肌综合征；行经第一肋骨和锁骨间隙时受压，称为肋锁综合征；行径胸小肌及其下方肋骨间隙时受压，称为胸小肌综合征（图8.6）。有不到1%的人群，在C7处存在颈肋畸形，可能会压迫臂丛神经。

因为胸廓出口综合征涉及多方面的疾病，所以讨论它发生的3个主要区域的解剖学内容是非常有意义的。

前斜角肌卡压区

当前斜角肌和中斜角肌处于张力过大的状态时，它们会压迫臂丛神经，产生神经型或动脉型胸廓出口综合征症状，但不会引起静脉型胸廓出口综合征，因为锁骨下静脉在

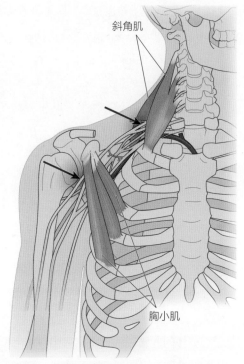

斜角肌

胸小肌

图8.6　胸廓出口综合征的3个常见压迫点位于斜角肌间隙、第一肋骨和锁骨间隙、胸小肌深面

斜角肌下方才加入臂丛神经。前斜角肌起自C3-C6横突前部，止于第一和第二肋骨上部。中斜角肌起自C2-C7横突后部，止于第一肋骨上部，位于前斜角肌外侧。

当前斜角肌和中斜角肌单侧作用时，功能是向同侧屈曲和旋转颈椎。当双侧同时作用时，可协助屈曲颈椎，并有助于稳定脊柱，防止其向侧方移动。传统上认为斜角肌具有辅助呼吸的功能，通过上提第一、第二肋骨来帮助主动吸气或"恐慌吸气"，并且空气进入上胸腔。近年来，改良肌电研究表明，即使在安静呼吸时，斜角肌也是起作用的。这使得一些研究人员摒弃了原来的观念，认为它们是主要吸气肌（Shurygina, 1999）。

肋锁卡压区

该类型的胸廓出口综合征的表现为，血管神经束（包括神经复合体、腋动脉和锁骨下静脉）在通过第一肋骨和锁骨间隙时被压迫，所以可能会出现3种类型的胸廓出口综合征中的任何一种表现。这一区域的压迫通常是弯腰驼背的姿势造成的，这种姿势的成因是躯干上部向前、向下弯曲，肩部旋前，手臂内旋。在这种姿势下，锁骨挤压第一肋骨，缩小肋锁间隙，压迫血管神经束。此外，还有其他因素，如锁骨下肌或斜角肌张力过大，上提第一肋骨向上挤压锁骨；陈旧性锁骨骨折后可能会有骨痂存在，使肋锁间隙变窄。

锁骨下肌起自第一肋骨及其软骨，止于锁骨中间1/3处。动作包括向前下方牵拉锁骨、协助肩部下沉和上提第一肋骨。

胸小肌和肋骨卡压区

当臂丛神经穿过胸小肌及其下方肋骨（第二、第三、第四）间隙时，短缩的胸小肌会缩小该间隙，从而压迫血管神经束，特别是在手臂过度外展时，血管神经束会被挤向喙突。3种类型的胸廓出口综合征中的任何一种表现都可能发生在该区域。

胸小肌起自第三、第四和第五肋骨，起点靠近肋软骨，止于肩胛骨喙突内上方。当手臂施加向下压力（如拄拐行走、俯卧撑）时，它起稳定肩胛骨的作用。当胸小肌张力过大时，会导致肩胛骨下缘外翘，也会引起肩部前突和圆肩。

评估

全面评估有助于确定神经卡压的位置，并指导制订治疗方案。

观察

姿势问题常被认为是胸廓出口综合征发展的因素，头前引、弯腰驼背姿势会导致臂丛神经受压，因此要多留意姿势。接着要检查皮肤颜色和温度，因为动、静脉型胸廓出口综合征会出现皮肤颜色和温度异常，尤其是在手部。此外，也可以观察到患侧手部的肌肉萎缩。

活动范围评估

颈椎侧屈受限提示斜角肌张力过大。如果发生在患侧，那么这是有意义的。弯腰驼背姿势及疼痛，会限制肩关节屈曲和水平外展。

神经滑动评估

神经滑动运动可用来评估胸廓出口处血管神经束的活动能力。小心地实施此评估，使神经产生轻微张力，但不能让患者感到不适，注意先在健侧进行评估。神经滑动可以检查可能的神经卡压点，但这项检查只是一系列评估过程的一部分，必须在确定要治疗的对象和位置之前进行。

上肢张力测试

上肢张力测试（upper-limb tension test, ULTT）又称上肢神经动力测试（upper-limb neurodynamic test, ULNT），由已故的澳大利亚理疗师、作家、讲师罗伯特·艾维（Robert Elvey, 1994）提出，他在神经松动领域开创并推动了一系列评估和治疗技术。本测试用于发现颈椎、臂丛和上肢的致敏神经，但并非针对某一区域。

在本书推荐的上肢张力测试中，测试由运动员主动实施而不是被动进行。做本测试时，双侧上肢可以同时进行，并用无症状侧作为对照。一旦出现症状，立即停止测试（Sanders et al., 2007）。测试具体如下。

1. 运动员双臂外展90度，肘部伸直（图8.7a）。

2. 如果姿势1没有出现症状，让运动员背伸两侧手腕（图8.7b）。

3. 如果姿势2没有出现任何症状，让运动员缓慢小心地将头部先向一侧倾斜（图8.7c），耳贴肩，然后再向另一侧倾斜（图8.7d）。姿势1和2用于引出有症状的一侧；姿势3在头部倾向健侧时，由于臂丛神经受到张力影响，从而会引发症状。出现沿着手臂的放射性疼痛，尤其是肘周疼痛、手部感觉异常或两者同时出现，即为阳性结果。这表明臂丛神经在这3个区域之一：颈椎、斜角肌或胸小肌受到压迫。

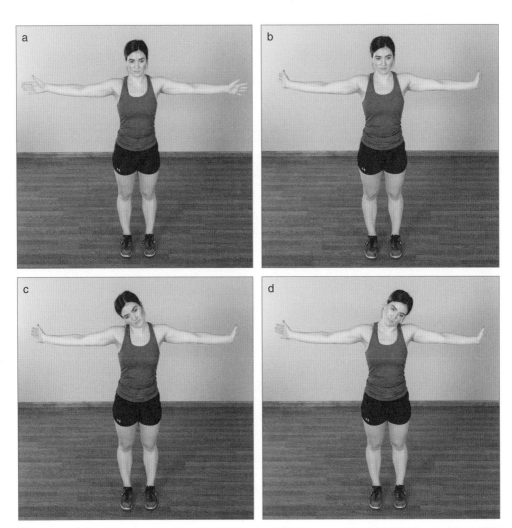

图8.7 上肢张力测试：a. 双上肢外展至90度；b. 背伸手腕；c. 颈部向患侧侧屈；d. 颈部向健侧侧屈

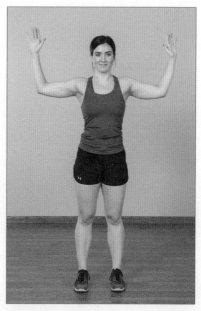

图8.8 Roos 测试

特殊测试

有多种姿势测试用于从总体上对胸廓出口综合征进行辨别，并帮助确定压迫的位置。

Roos 测试

本测试也称为举臂应力测试（elevated arm stress test，Roos-EAST）和90度外展外旋应力测试（90° Abduction in External Rotation，90度AER）。测试时，运动员举起双臂，就像"举起手来"或"投降"的姿势一样（图8.8）。保持这个姿势60~90秒，如果出现疼痛或者感觉到异常症状，则为胸廓出口综合征的阳性表现，但此时桡动脉搏动不一定减少。

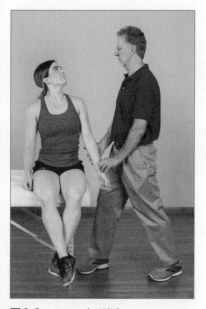

图8.9 Adson's 测试

Adson's 测试

运动员取坐位，双臂垂于两侧，按摩治疗师触诊患侧桡动脉。运动员将头转向患侧，并抬起下颌，同时按摩治疗师持续监测桡动脉搏动（图8.9）。运动员深吸一口气然后屏住呼吸以加强测试（斜角肌是呼吸肌）。前斜角肌综合征的阳性表现为桡动脉搏动消失或减弱。

Eden's测试

运动员取坐位，双臂下垂，按摩治疗师触诊桡动脉搏动。运动员向后下方拉肩胛带并向前挺胸（军姿），同时按摩治疗师持续监测桡动脉搏动（图8.10）。运动员深吸一口气然后屏住呼吸以加强测试（上提肋骨紧靠锁骨）。肋锁综合征的阳性表现为桡动脉搏动消失或减弱。

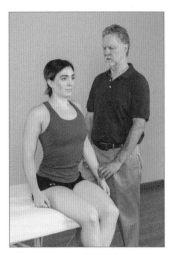

图8.10 Eden's测试

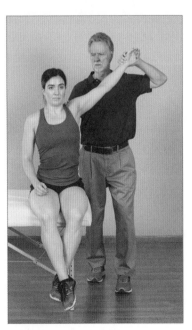

图8.11 Wright's测试

Wright's测试

运动员取坐位，双臂下垂，按摩治疗师触诊桡动脉搏动。按摩治疗师一手持续监测桡动脉搏动，并将患肢被动向后上方抬升，使肩关节超外展和外旋，同时另一只手扶住肩关节后方（图8.11）。运动员深吸一口气然后屏住呼吸以加强测试（上提胸廓使其靠近紧张的胸小肌）。胸小肌综合征的阳性表现为桡动脉搏动消失或减弱。

注意事项和禁忌证

触诊和治疗胸廓出口综合征时必须小心，避免进一步刺激已经受损的神经结构。

鉴别诊断

颈神经根型颈椎病、颈或胸椎间盘突出症、锁骨损伤。

触诊检查

特殊测试和神经滑动评估的结果可以用来指导触诊检查。首先在疑似神经压迫的区域进行仔细触诊。卡压区域周围的软组织通常是张力过大、僵硬或条索状的。触诊压力也会加重神经症状，按摩治疗师应避免这种情况出现。

致伤因素

如前所述，姿势失衡被认为是胸廓出口综合征发展和持续的关键因素。体育和日常活动也可能与胸廓出口综合征的成因与发展有关，至少在治疗和康复期间必须加以纠正。

治疗方案

治疗的总体目标是降低软组织的张力以减少其对臂丛神经的压迫，以及帮助纠正姿势问题和解决肌肉失衡问题以减轻胸廓出口狭窄对神经的压迫。

其典型的治疗过程如下。

1. 对颈部、肩胛带和上肢进行按压性轻抚、压迫性揉捏和拓宽横向纤维按摩，进行整体热身，以缓解肌肉的过度紧张，要特别注意缓解斜角肌、胸锁乳突肌、上斜方肌和胸大肌的过度紧张。

2. 对斜角肌、胸锁乳突肌和胸大肌进行促进拉伸。热身按摩后的拉伸运动有助于进一步降低肌肉的张力，缓解这些肌肉的紧张。

3. 对神经受压部位进行重点治疗，方法如下。

- 前斜角肌综合征：应用特定的拓宽横向纤维按摩、纵向平推和固定−拉伸手法来改善肌肉的柔韧性；然后进行一轮促进拉伸运动。

- 肋锁综合征：由于张力过大的斜角肌会上提肋骨，导致肋锁间隙变窄，因此可以使用上一个要点中所述的相同方案来使斜角肌的张力和质地正常化；然后再加上对锁骨下肌进行固定−拉伸和促进拉伸。

- 胸小肌综合征：一旦胸大肌在第一步和第二步治疗后得到放松，就可以透过胸大肌对胸小肌进行无痛触压，实施特定的拓宽横向纤维按摩和固定 – 拉伸，以提高胸小肌肌腹的柔韧性；然后再对胸大肌进行促进拉伸。

4. 再次小心地在患侧进行上肢张力测试，并将测试结果与最初的评估结果进行比较。如果有改善，作为治疗性神经滑动重复几次上肢张力测试，直到产生紧张感。如果这种治疗有助于减轻胸廓出口综合征症状，那么每2~3天重复一次，以使其逐步消失。如果第一次治疗不成功，两三天内再试一次。如果症状仍然没有改善，可以将治疗的重点转移到其他组织结构或尝试另一种治疗方法。

自我恢复方式

如果发现致伤因素，运动员必须予以调整或消除，以确保损伤不再复发。当疼痛减轻时，运动员就可以开始实施柔韧性和渐进性力量训练计划了。上肢张力测试可以作为一种自我保健运动来帮助维持神经的活动性。建议用无痛促进拉伸以恢复肌肉的正常张力，拉伸的肌肉通常为上斜方肌、肩胛提肌、斜角肌、胸锁乳突肌、胸大肌和胸小肌。一旦疼痛消失，运动员立即开始加强肩胛骨牵张和稳定结构的力量的练习。

腕管综合征（carpal tunnel syndrome，CTS）是指正中神经经过腕横韧带下方时受压引起的神经性病变。这种病变在美国和其他发达国家是最常见的上肢神经压迫症。腕管综合征似乎与腕管的屈肌腱鞘炎密切相关。双挤压综合征也是腕管内正中神经致敏的一个因素。

体征与症状

在腕部，正中神经90%以上由感觉纤维组成（图8.12）。在腕管综合征中，感觉纤维受刺激是症状产生的主要原因。这些症状包括正中神经分布区域手和手指感觉异常、麻木或疼痛（掌侧面：拇指、第一指至第四指的桡侧半、手掌的桡侧半。背侧面：第一至第四指桡侧的一节半手指）。

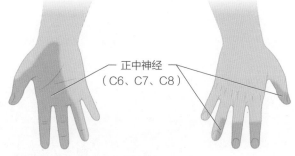

图8.12　正中神经感觉分布区

在腕管综合征的早期阶段，症状出现通常是间歇性的，伴随某些活动产生，如看书、编织和敲键盘。腕管综合征的一个典型表现是夜间疼痛，让患者痛醒，甩手腕后症状消失。这可能是睡觉时手腕习惯性弯曲造成的。患者还常主诉手部无力和笨拙，很难进行一些精细动作，如系扣子或拉拉链等。另一个常见的症状是手上拿的东西容易掉，比如咖啡杯。这可能是麻木导致手部失去本体感觉，而不是手部失去运动控制。

腕管综合征并不总是典型地表现为大鱼际肌区域的感觉丧失。这是因为该区域的感觉由正中神经掌皮支配，该神经从腕管近端发出并走行于腕管外的浅层结构中（图8.13）。正中神经的这一特点有助于区分腕管综合征与胸廓出口综合征或旋前圆肌综合征。

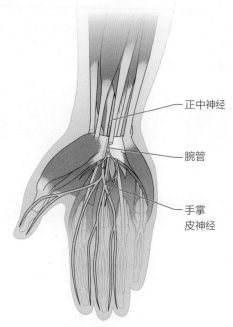

图8.13　手掌皮神经

典型病史

腕管综合征是一种受多种因素影响的综合征。除了急性创伤外，腕管综合征的症状通常是逐渐出现的，而没有特定的损伤。许多患者报告，开始阶段症状出现后随即消失。随着病情的加重，症状出现的频率越来越高，持续的时间也越来越长。此外，工作或体育活动可能会导致腕管综合征，比如手腕的长时间、剧烈用力；腕部长时间处于极端姿势；手腕和手的大量重复动作；暴露在振动和寒冷环境中（尤其是上述因素叠加存在时）（Ashworth, 2018）。

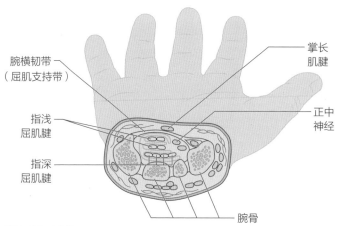

腕横韧带
（屈肌支持带）

指浅
屈肌腱

指深
屈肌腱

掌长
肌腱

正中
神经

腕骨

图8.14 腕管

相关解剖

腕管的底部和侧面由腕骨构成，腕管的顶部是腕横韧带（又称屈肌支持带）。管内有正中神经和9条带鞘肌腱。其中包括拇长屈肌、4条指浅屈肌、4条指深屈肌（图8.14）。因为腕管几乎没有扩张的能力，如果滑膜鞘有炎症（腱鞘炎）、肿胀，就会对正中神经产生过度压力，出现腕管综合征的症状（图8.15）。此外，重复的活动也会刺激神经。

评估

全面的评估有助于确定当前症状是否可能由腕部正中神经卡压引起，并指导实施可能的治疗方案。

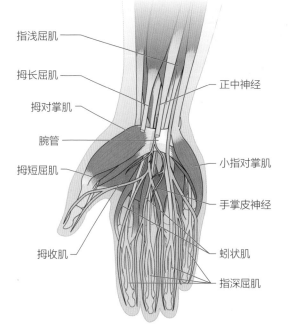

指浅屈肌

拇长屈肌

拇对掌肌

腕管

拇短屈肌

拇收肌

正中神经

小指对掌肌

手掌皮神经

蚓状肌

指深屈肌

图8.15 穿过腕管的9条肌腱受到滑膜鞘的保护，与正中神经伴行

观察

观察手腕的肿胀情况、皮肤温度的高低以及颜色。大鱼际肌可能有肌肉萎缩（图8.16）。

活动范围评估

手腕和手指的屈伸可能因为疼痛而受到限制。

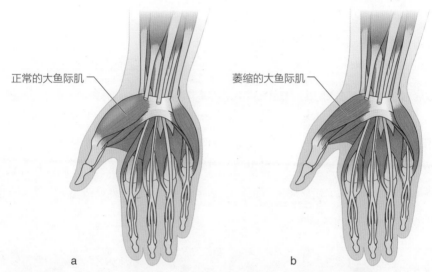

正常的大鱼际肌   萎缩的大鱼际肌

a   b

图8.16 a. 正常的大鱼际肌；b. 腕管综合征中可能出现大鱼际肌萎缩

手动抗阻测试

可能存在正中神经支配的手部肌肉无力或萎缩。

拇短展肌测试

运动员取舒适坐位，手置于桌面，掌心向上，拇指呈中立位。运动员试图将拇指向垂直于手掌方面外展（抬起）时，按摩治疗师在拇指末端施加向下的压力（图8.17）。这项测试用于单独测试拇短展肌。如果出现无力，则结果为阳性。

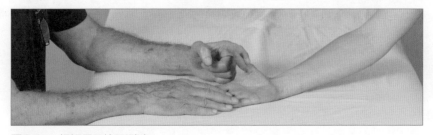

图8.17 拇短展肌抗阻测试

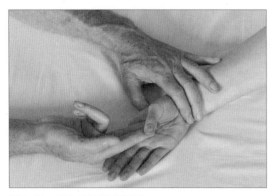

图8.18　拇短屈肌抗阻测试

拇短屈肌测试

运动员取舒适坐位，手置于桌面，掌心向上，拇指呈中立位。当运动员试图将整个拇指向掌心屈曲时，按摩治疗师给予抵抗（图8.18）。这项测试用于单独测试拇短屈肌，如果出现无力，则结果为阳性。

神经滑动评估

此检查用于评估正中神经在腕管内自由滑动的能力。小心地实施此评估，使神经产生轻微张力，但不能让运动员感到不适。本书推荐的方法为：运动员肩膀放松、自然站立，脊柱挺直；上肢前屈约90度，腕关节背伸；拇指和食指、中指背伸，但环指和小指取休息位（图8.19a）。这个姿势的评估目标为正中神经，如果没有不适感，让运动员缓慢放低手臂，保持手腕和手指背伸（图8.19b）；接着缓慢内旋肱骨，最后逐渐外展手臂（图8.19c）。如果在任何位置出现正中神经分布区域的疼痛或感觉异常，说明正中神经受累，评估结果为阳性。

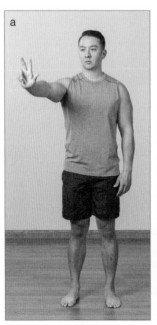
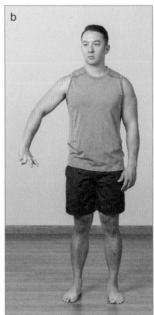
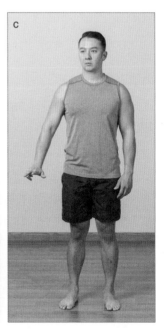

图8.19　正中神经滑动评估

特殊测试

下面的附加压力测试通常作为全面评估的一部分。

屈腕测试

这项测试会强烈压迫腕管内的正中神经。运动员将双手手背相对，屈腕约90度（图8.20）。如果60秒内正中神经分布区域出现疼痛、感觉异常或麻木，则该测试结果为阳性。

反屈腕测试

这项测试增加了正中神经穿行腕管时的张力。运动员将两侧手掌相对，伸腕约90度，类似于祈祷姿势（图8.21）。如果60秒内正中神经分布区域出现疼痛、感觉异常或麻木，则该测试结果为阳性。

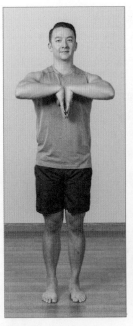 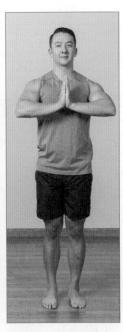

图8.20 屈腕测试　　图8.21 反屈腕测试

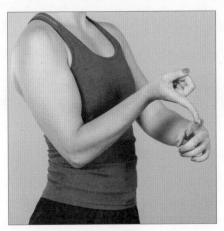

图8.22 正中神经栓系测试

正中神经栓系测试

该测试可用于测试慢性、轻度的正中神经压迫。运动员掌心朝上，使手腕和食指背伸长达1分钟（图8.22）。该位置使正中神经在腕管内向远端产生最大位移。症状重现，则该测试结果为阳性。

Tinel's征（神经干叩击征）

按摩治疗师对正中神经经过腕横韧带下方处进行轻叩（图8.23）。虽然这项检查是正中神经测试中最不敏感的，但却是腕管区正中神经病变最具体的测试。如果该测试引起正中神经分布区域的麻刺感或感觉异常，则结果为阳性。

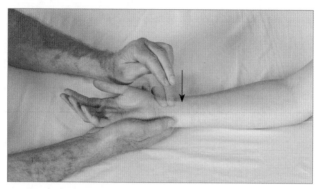

图8.23 Tinel's征

触诊检查

仔细触诊整个手、手腕和前臂，常常会发现手腕处，特别是腕横韧带处有触痛，触诊可能使症状加重。在慢性病例中，大鱼际肌松弛表明肌肉萎缩。前臂的屈腕和屈指肌可能会有条索感或边界不清的感觉。

注意事项和禁忌证

触诊和治疗腕管综合征时必须小心，避免进一步刺激已经受损的神经结构。

鉴别诊断

急性骨筋膜室综合征、颈椎间盘病变、糖尿病神经病变和胸廓出口综合征。

致伤因素

手和手臂使用过程中产生的许多问题既是腕管综合征的成因，也是其持续存在的因素。在治疗过程中，通过降低伤害性活动的频率或强度来改变手和手臂的使用模式，这点至关重要。

治疗方案

治疗的总体目标是减少对正中神经的压迫，恢复手腕和手指的无痛运动。

其典型的治疗过程如下。

1. 使用按压性轻抚、压迫性揉捏、拓宽横向纤维摩擦等方法按摩上肢，进行整体热身，以降低肌肉的张力，特别注意降低腕屈肌、手指屈肌、旋前圆肌和手部的张力。

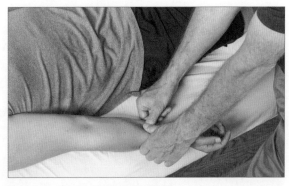

图8.24 腕屈肌的纵向平推按摩

2. 对手腕和手指屈肌进行促进拉伸。热身按摩后的拉伸运动有助于进一步降低前臂的张力，缓解肌紧张。

3. 对腕屈肌（图8.24）进行纵向平推按摩，对腕屈肌（图8.25）和旋前圆肌（图8.26）进行固定-拉伸按摩。

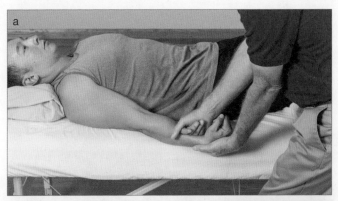

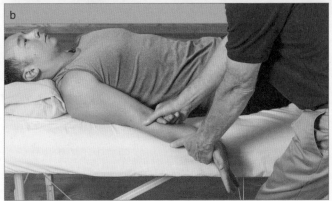

图8.25 腕屈肌的固定-拉伸：a. 起始姿势为手腕和手指屈曲；b. 结束姿势为手腕和手指背伸

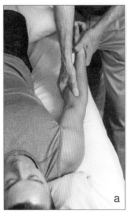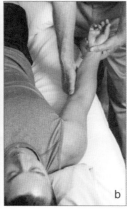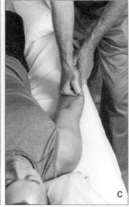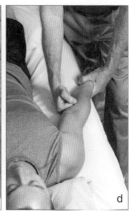

图8.26　旋前圆肌的固定-拉伸：a. 使用拇指，起始姿势为前臂中立；b. 使用拇指，结束姿势为前臂旋后；c. 使用松拳，起始姿势为前臂中立；d. 使用松拳，结束姿势为前臂旋后

4. 使用中等压力的横向摩擦按摩肌肉和肌腱，并松解正中神经卡压区域周围的软组织。从腕、指屈肌肌腹的一般性摩擦开始，当可以触及纤维束带时，再进行更精细的按摩（图8.27）。用食指和中指或拇指对手腕处的肌腱施加中等压力的深层横向摩擦（图8.28）。对肌腱纤维进行垂直方向的摩擦时，带鞘肌腱（如腕关节处的肌腱）要处于被轻度拉伸状态。对腕横韧带进行摩擦按摩时，其方向也要垂直于韧带纤维。

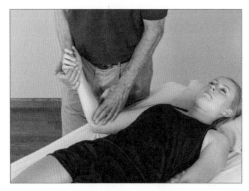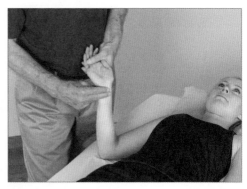

图8.27　横向摩擦前臂肌纤维束带

图8.28　腕关节轻度背伸，横向摩擦带鞘屈肌腱

5. 对腕部屈肌进行无痛等张离心收缩，以帮助减少保护性抑制，并帮助肌肉恢复到完全激活状态。

6. 对治疗的肌肉再进行一轮促进拉伸后，治疗结束。

自我恢复方式

如果发现致伤因素，运动员必须予以调整或消除，以确保损伤不再复发。当疼痛减轻时，运动员即可开始实施柔韧性和渐进性力量训练计划。训练重点为对腕屈肌、腕伸肌以及旋前圆肌进行促进拉伸，同时加强对腕屈肌和腕伸肌进行的力量训练。神经滑动运动具有治疗作用，它有助于正中神经在腕管内继续自由滑动。

案例研究

高尔夫球运动员的腕管综合征

患者是一位54岁的男性高尔夫球运动员，右利手，被诊断为患有腕管综合征。在过去的12个月里，他的两个手腕都感到麻木和刺痛，且右侧更严重。发作时疼痛辐射到整个手臂。他说第一次感到疼痛是在举重的时候。他也是一名建筑师，每天大部分时间都在电脑面前工作。下班后，他会参加锻炼和打高尔夫球，但疼痛症状持续加重，使他无法继续进行体育活动或工作。

经检查，患者双侧手腕关节活动范围减小，活动时伴有疼痛；右手完全麻木、左手部分麻木；手部力量很弱，右手无法拿起物品。

为了缓解腕管的张力，我采用了几种软组织技术进行治疗。治疗目的是松解腕横韧带和屈肌支持带的粘连，降低前臂所有屈肌的张力，并确保上肢臂部的正中神经走行路径周围没有粘连或肌肉张力没有过大。

患者接受了3次治疗，每次30分钟。每一次治疗都使用了几种运动按摩手法，包括使用按压和揉捏法给手臂肌肉热身，对前臂屈肌实施纵向平推按摩和等张离心收缩运动，以及用主动松解技术（ART）治疗任何残留的粘连组织。第一次治疗之后，患者腕关节活动范围即获改善，双手疼痛和麻木减轻。第三次治疗后，所有的感觉都恢复正常，没有疼痛，力量也得到提高。

玛丽·莱利（Mary Riley），认证按摩治疗师（LMT）

莱利体育按摩中心，位于俄亥俄州克利夫兰

肘管综合征

肘管位于肘关节内侧，由尺侧腕屈肌的两个头构成。肘管综合征，也称为尺神经病变，是尺神经通过肘管时受压所致。这是上肢第二常见的神经卡压综合征，腕管综合征最多见。另一种与尺神经相关的压迫综合征通常称为自行车手麻痹或车把麻痹，因为它经常发生在长距离公路自行车手或山地自行车手身上。该疾病是由于长时间手握车把带来的压力和振动，造成尺神经在Guyon's管（由腕关节的豌豆骨和钩状骨构成）处受到压迫而产生的症状。

体征与症状

与大多数神经卡压情况一样，肘管综合征的典型症状包括沿尺神经分布区域（图8.29）的疼痛、感觉异常和烧灼感。一般来说，疼痛多出现在手臂上，向上可达肘部区域（图8.30）。第五指和第四指的尺侧半无力，手和手指尺侧半麻木也很常见。症状会因肘关节弯曲时间过长而加重，例如手持电话贴近耳朵或睡觉时屈肘。

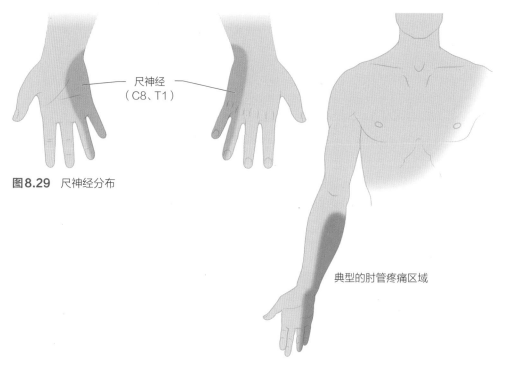

尺神经
（C8、T1）

图8.29 尺神经分布

典型的肘管疼痛区域

图8.30 典型的肘管疼痛区域

典型病史

肘管综合征通常被认为是一种重复压力性损伤，与工作或休闲活动有关。多发于长时间屈肘工作的人群，例如手持电话或托举沉重的食物或饮料。屈肘压在坚硬的表面上（如靠在桌子上的姿势）也会增加发病风险，因为这个姿势增加了尺神经内的压力。卡茨（Cutts）认为，

> "美国和日本的文献非常强调棒球投手易患有肘管综合征。在投掷环节中包含肘关节极度屈曲（摆臂后期和加速早期）的那个阶段，如果出现尺神经症状，则强烈预示有肘管综合征。"（Cutts, 2007, p.29）

其他一些活动的重复特性也会增加患肘管综合征的风险，如挥动锤子或拉小提琴。

相关解剖

肘管是肘部尺神经的通路。肘管底部由肘关节内侧副韧带、尺骨鹰嘴和肘关节囊组成，肘管顶部由尺侧腕屈肌的两个头和Osborne's韧带组成（图8.31）。尺侧腕屈肌的一个头与屈肌腱的附着点在肱骨内上髁交叉融合，另一个头附着在尺骨鹰嘴突。两个头之间由腱膜（Osborne's韧带或Osborne's弓状韧带）连接。尺神经经该通道进入前臂，当肘部弯曲时尺神经必须能够延展和滑动。在这个过程中，滑动起着最大的作用，尽管神经本身可以延展5毫米。卡茨还认为："此外，屈肘活动时，肘管的形状从卵圆形变成了椭圆形。这一动作使肘管变窄了55%。屈肘、伸腕和肩部外展时神经内压增加了6倍。"（Cutts 2007, p.28）

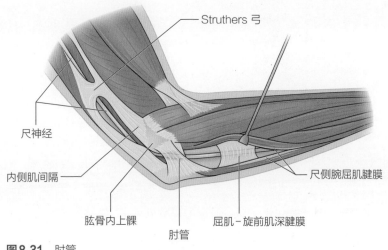

图**8.31**　肘管

Struthers 弓
尺神经
内侧肌间隔
肱骨内上髁
肘管
尺侧腕屈肌腱膜
屈肌 - 旋前肌深腱膜

虽然尺神经在其经过手臂的行程中有6个位置会被压迫，但肘管是最常见的位置（图8.32）。其他5个尺神经卡压的潜在部位包括Struthers弓、内侧肌间隔膜、肱骨内上髁、屈肌-旋前肌深腱膜（位于尺侧腕屈肌两个头之间）和腕尺管（Guyon's管）。

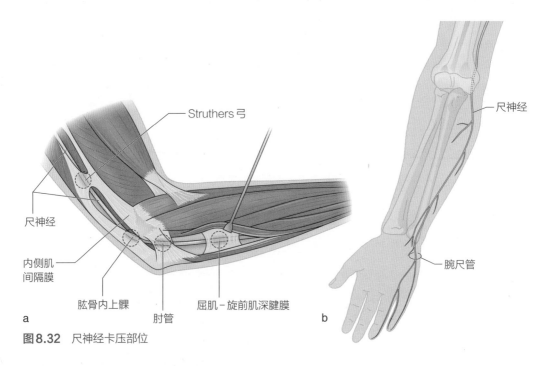

图8.32 尺神经卡压部位

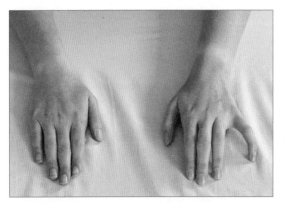

图8.33 Wartenberg's征，小指呈外展和背伸，由小指伸肌的无拮抗动作所致

评估

全面评估有助于确定目前的症状是否是尺神经在肘管内的卡压所致，并指导制订治疗方案。

观察

在慢性病例中，可以看到环指和小指的爪形手畸形，以及拇指和食指间的骨间肌萎缩。当尺神经损伤影响到所支配的肌肉时，小指呈外展背伸畸形（背伸肌由正常的桡神经支配），称为Wartenberg's征（图8.33）。患者抱怨把手伸进裤子口袋时会勾到小指。

活动范围评估

受到疼痛影响，手腕、第四指和第五指的屈伸可能受限。

手动抗阻测试

握手测试

肘管综合征通常伴有运动障碍，表现为抓握无力。用简单的握手动作比较患侧和健侧之间握力的大小，患侧手通常无力。

Froment's征

本测试评估拇指和食指之间的握力，通过拇收肌（内收拇指）和第一骨间背侧肌（外展食指）的收缩来完成。测试中，按摩治疗师嘱运动员用拇指和食指夹住一张纸。然后，按摩治疗师试图将纸从运动员手中拔出。如果尺神经损伤导致拇收肌无力，则运动员难以维持抓握，需代偿性利用拇长屈肌屈曲远端指间关节以保持握力（图8.34）。

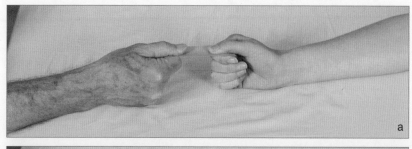

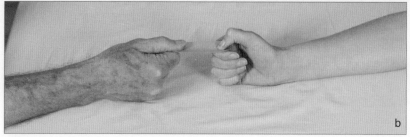

图8.34　Froment's征：a. 正常握持状态；b. Froment's征呈阳性时，拇收肌无力

神经滑动评估

神经滑动评估用于评估尺神经在肘管中自由滑动的能力。小心地实施此评估，让神经产生轻微张力，但不能让运动员感到不适。本书推荐的方法为：运动员肩膀放松、自然站立，脊柱挺直；上肢前屈约90度，肘关节伸直，腕关节、环指和小指背伸；拇指、食指和中指呈休息位。如果这个姿势没有产生症状，按摩治疗师嘱运动员缓慢放下手臂，充分屈肘，保持手腕和环指、小指背伸（图8.35a）。这种"侍者姿势"使尺神经在

肘管内受压，同时在腕部产生一定的牵张力。如果症状在30~60秒内出现，评估结果为阳性。如果没有出现症状，测试可以继续，让运动员维持手腕和肘部的动作，并外展手臂（图8.35b）。如果在任何位置出现尺神经分布区域的疼痛或感觉异常，说明尺神经受累，评估结果为阳性。

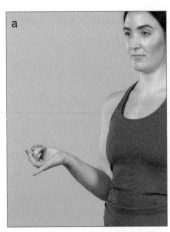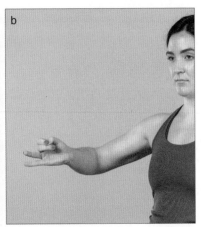

图8.35 尺神经滑动评估：a. 放松站立，将手臂放在体侧，完全弯曲肘部，保持手腕和环指、小指背伸，拇指和食指、中指呈休息位；b. 为了增加尺神经的张力，保持肘部、手腕和手指的动作不变，然后外展手臂

触诊检查

仔细触诊通常会发现肘部内侧有压痛点，通常位于肱骨内上髁远端约2.5厘米处。在手腕的尺侧触诊也可能导致症状加重。前臂的腕屈肌和手指屈肌，特别是尺侧腕屈肌，在触诊时可能会有条索感或边界不清的感觉。

注意事项和禁忌证

触诊和治疗肘管综合征时必须小心，以免进一步刺激已经受损的神经结构。

鉴别诊断

颈椎间盘病变、胸廓出口综合征、腕管综合征、肱骨内上髁炎。

致伤因素

手和手臂使用过程中产生的许多问题既是肘管综合征的成因，也是其持续存在的因素。在治疗过程中，通过降低伤害性活动的频率或强度来改变手和手臂的使用模式，这点至关重要。

治疗方案

治疗的总体目标是减少尺神经的压迫，恢复腕部和手指的无痛运动和力量。其典型的治疗过程如下。

1. 对上肢进行按压性轻抚、压迫性揉捏和拓宽横向纤维按摩，进行整体热身，以减少肌肉张力，特别注意减少手腕和手指屈肌、旋前圆肌和手部的张力。

2. 对手腕和手指屈肌进行促进拉伸。热身按摩后的拉伸运动有助于进一步降低前臂的张力，缓解过度紧张。

3. 对腕屈肌，尤其是尺侧腕屈肌进行纵向平推（图8.36）和固定-拉伸按摩（图8.37）。

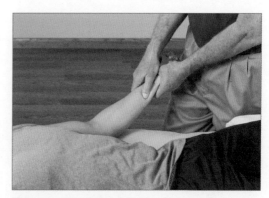

图8.36 对尺侧腕屈肌进行纵向平推按摩

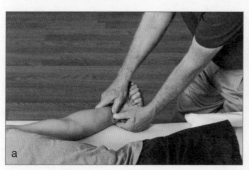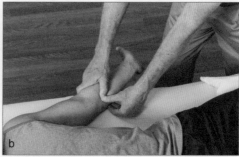

图8.37 尺侧腕屈肌的固定-拉伸按摩：a. 起始位置，手腕和手指屈曲；b. 结束位置，手腕和手指背伸

4. 特别要对尺侧腕屈肌的肌腹进行中等压力的深层横向摩擦，并松解尺神经卡压区域周围的软组织（图8.38）。

5. 对手腕和手指屈肌进行无痛等张离心收缩，以减少保护性抑制，帮助肌肉恢复到完全激活状态。

6. 再进行一轮促进拉伸后，治疗结束。

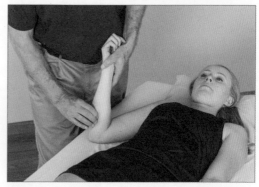

图8.38 对尺侧腕屈肌的肌腹进行深层横向摩擦

自我恢复方式

如果发现致伤因素，运动员必须予以调整或消除，以确保损伤不再复发。一旦症状减轻，运动员即可开始实施柔韧性和渐进性力量训练计划。训练重点应为对腕屈肌、腕伸肌和旋前圆肌进行促进拉伸和力量训练。神经滑动运动具有治疗作用，它有助于尺神经在肘管内继续自由滑动。

踝管综合征是胫神经（或其分支）（图8.39）在经过踝关节内侧的踝管时发生的一种压迫或牵拉性神经病变。踝管综合征可与足底筋膜炎或跟骨骨刺同时发生，或常被误诊为后两者。

体征与症状

踝管综合征通常表现为从踝关节内侧至足部，特别是拇趾处的疼痛或麻刺感，与胫神经分布区域（图8.40）一致。在夜间或长时间站立、行走或跑步后也可能出现灼痛。在踝管综合征的早期阶段，症状可能是间歇性的，随着神经压迫的加重而变成持续性的。严重的病例可能会出现足趾屈肌无力。

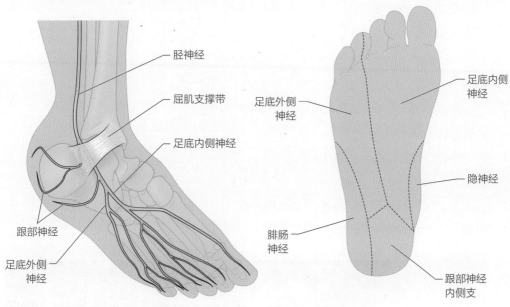

胫神经
屈肌支撑带
足底内侧神经
跟部神经
足底外侧神经

足底外侧神经
足底内侧神经
隐神经
腓肠神经
跟部神经内侧支

图8.39 胫神经及其分支：跟部神经、足底内侧神经和足底外侧神经　　**图8.40** 胫神经分布

典型病史

踝管综合征是由多种因素造成的胫神经压迫或牵拉所致。这些因素包括占位性病变、挤压或牵拉损伤、炎症和踝管内的带鞘肌腱肿胀、足慢性外翻或过度旋前，以及突然增加的高强度运动（如跑步、排球和舞蹈等）。糖尿病或甲状腺功能减退症患者患踝管综合征的风险更大。

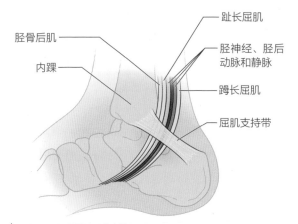

胫骨后肌

内踝

趾长屈肌

胫神经、胫后
动脉和静脉

踇长屈肌

屈肌支持带

图8.41　踝管

相关解剖

踝管是由底面的足部骨性结构（主要是内踝和跟骨）和浅面的屈肌支持带（分裂韧带）围成的通道。踝管内有4条通道，分别容纳胫骨后肌、趾长屈肌和踇长屈肌（也称Tom肌、Dick肌、Harry肌）的带鞘肌腱，以及胫神经、胫后动脉和静脉（图8.41）。

评估

全面的评估有助于确定症状是否由踝管处的胫神经卡压所致，并指导制订治疗方案。

观察

患者可能有扁平足。脚踝至足部区域也可能有肿胀。

活动范围测试

患者可能会表现出患足过度旋前。因疼痛影响，足外翻和足趾背伸受限。

手动抗阻测试

足抗阻内翻（图8.42a）和足趾抗阻屈曲（图8.42b），特别是踇趾的抗阻屈曲，可能会有无力或疼痛的症状出现。

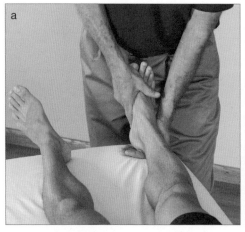
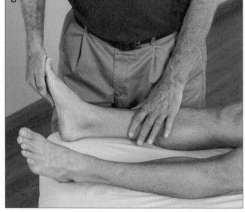

图8.42　a. 足抗阻内翻；b. 足趾抗阻屈曲

神经滑动评估

　　神经滑动评估用于评估胫神经在踝管中自由滑动的能力。小心地实施此评估，让神经产生轻微张力，但不能使运动员感到不适。本书推荐的方法为：运动员仰卧在治疗床上，双腿伸直，患侧踝关节缓慢背伸，此时胫神经开始绷紧（图8.43a）；如果运动员在这个姿势下无不适，增加足趾背伸和足外翻动作，以增加胫神经的张力（图8.43b）。如果在任何位置出现胫神经分布区域的疼痛或感觉异常，说明胫神经受累，评估结果为阳性。

特殊测试

　　Tinel's测试作为全面评估的一部分，常用于评估踝管综合征。将运动员的踝关节背伸、足外翻、足趾背伸，然后轻叩踝

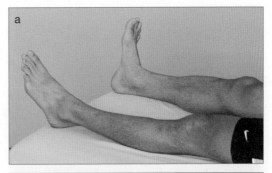

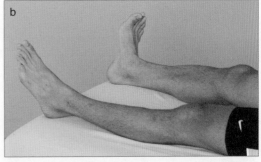

图8.43　胫神经滑动评估：a. 从踝关节背伸开始；b. 通过足外翻和拇趾背伸增加胫神经的张力

管处的胫后神经（图8.44）。沿神经分布区域的足和足趾出现放射性痛和感觉异常，则测试结果为阳性。

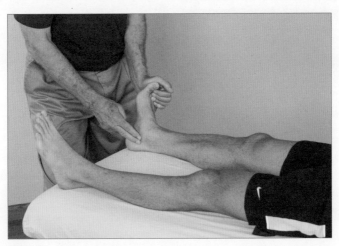

图8.44　踝管综合征的Tinel's测试

触诊检查

内踝和足底周围的触诊检查可能发现受影响组织有轻微肿胀或隆起，触诊可能会加重患者的症状。

注意事项和禁忌证

与任何神经压迫问题一样，在治疗过程中应避免额外增加对神经的压迫和牵拉，这会使症状加重。

鉴别诊断

足底筋膜炎、跟骨骨刺、跟后滑囊炎。

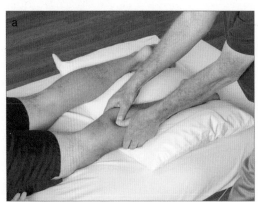
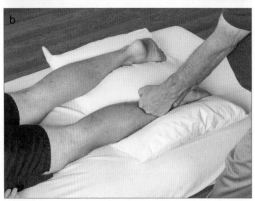

图8.45 纵向平推按摩小腿肌肉：a. 用拇指；b. 用松拳

致伤因素

踝管综合征可以由许多始发和长期存在的因素引起，包括扁平足或足慢性过度外翻畸形（在步行、跑步和跳跃活动中）。在治疗过程中，通过降低伤害性活动的频率或强度来改变足踝的使用模式，这点至关重要。

治疗方案

治疗的总体目标是减少对胫神经的压迫，恢复踝关节和足部的无痛运动。

其典型的治疗过程如下。

1. 对下肢进行按压性轻抚、压迫性揉捏和拓宽横向纤维按摩，进行整体热身，以降低肌肉的张力，特别注意降低足部、踝和小腿肌肉的张力。

2. 对腓肠肌、比目鱼肌和足趾屈肌进行促进拉伸。热身按摩后的拉伸运动有助于进一步降低小腿和足部的肌肉张力。

3. 对小腿肌肉进行纵向平推（图8.45）和固定–拉伸按摩（图8.46）。

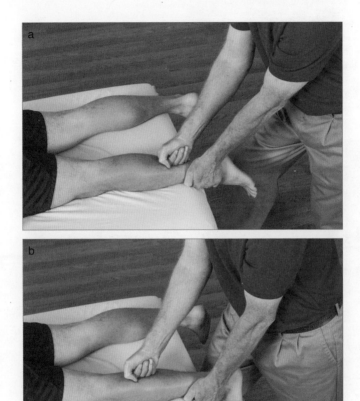

图8.46　固定–拉伸按摩小腿肌肉：a. 起始位置，踝关节跖屈，小腿后肌肉群收缩；b. 结束位置，踝关节完全背伸

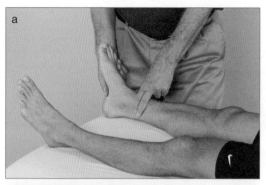

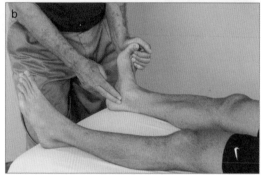

图8.47 对带鞘肌腱进行深层横向摩擦: a. 在肌-腱交界处; b. 在肌腱经过内踝周围处

4. 使用中等压力的一般性按摩, 松解踝管内的肌腱。用食指和中指或拇指对踝管内的胫骨后肌腱、趾长屈肌腱和拇长屈肌腱, 进行中等压力的深层横向摩擦 (图8.47)。这些带鞘肌腱应保持轻度拉伸, 以便于垂直按摩肌腱纤维。

5. 对小腿肌肉和脚趾屈肌进行无痛等张离心收缩, 以减少保护性抑制, 帮助肌肉恢复到完全激活状态。

6. 对治疗的肌肉进行另一轮促进拉伸后, 治疗结束。

自我恢复方式

如果发现致伤因素, 运动员必须予以调整或消除, 以确保损伤不复发。一旦症状减轻, 运动员即可开始实施柔韧性和渐进性力量训练计划。训练重点为对腓肠肌、比目鱼肌、足趾屈肌和胫骨后肌进行促进拉伸和力量训练。神经滑动运动具有治疗作用, 它有助于胫后神经在踝管内继续自由滑动。

梨状肌综合征（Piriformis Syndrome，PS）是指由于梨状肌压迫行经坐骨切迹的坐骨神经和伴行血管而引起的综合症状。梨状肌综合征分成以下两类。

1. 原发性梨状肌综合征是由解剖学变异引起的，如坐骨神经路径异常，或坐骨神经分叉，有部分神经纤维穿过梨状肌。

2. 继发性梨状肌综合征是继发于一些诱发因素，如大创伤、微创伤、重复性损伤、生物力学改变或有时称为"皮夹"的神经炎。

体征与症状

梨状肌综合征最常见的症状是臀部和腿部后侧出现疼痛和感觉异常。这种疼痛始于坐骨切迹或其下方，而对于真正的坐骨神经痛，疼痛始于腰椎（图8.48）。

梨状肌起着髋关节稳定器的作用，久坐、患腿交叉放在对侧膝上的"二郎腿"姿势、过度拉伸或其他各种活动（如上坡或下坡跑、低速骑行、芭蕾和现代舞蹈等），以及使梨状肌负荷过重的重复性运动，都会使症状加重。

典型病史

虽然外伤性梨状肌综合征可能是臀部的摔伤或撞击所致，但大多数病例发展缓慢，往往是运动或工作中的相关任务的结果。梨状肌综

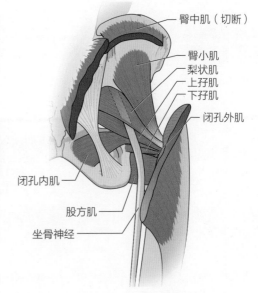

臀中肌（切断）
臀小肌
梨状肌
上孖肌
下孖肌
闭孔外肌
闭孔内肌
股方肌
坐骨神经

图8.48 梨状肌综合征的症状通常起始于坐骨切迹或其下方的位置，而不是腰椎

合征最常见于40~50岁的人群，可影响所有职业和运动水平的人。女性患梨状肌综合征的概率是男性的6倍，从生物力学角度看，可能是因为女性骨盆Q角较大。

血管和神经卡压主要发生在坐骨大孔处。有些病例中出现梨状肌肥厚，使坐骨神经和伴行血管自由通过的空间狭小。另一些病例中，慢性张力过大导致梨状肌短而厚，致使坐骨大孔填塞而压迫神经。此外，解剖学异常可能会使运动员容易罹患本病。穆斯科力诺（Muscolino，2017，p.2）曾报道："大约10%~20%的时间，部分或全部坐骨神经要么穿过梨状肌，要么在其上方即梨状肌和臀中肌之间穿出。"

骶髂关节功能障碍也是梨状肌综合征的可能组成部分。由于梨状肌起自骶前，可在骶髂关节上产生旋转剪切力，使骶骨顶部向前移位。与对侧相比，这可能使髂后上棘前

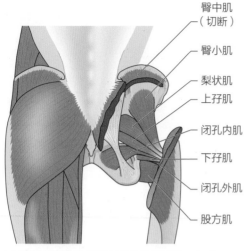

臀中肌
（切断）

臀小肌

梨状肌

上孖肌

闭孔内肌

下孖肌

闭孔外肌

股方肌

图8.49 梨状肌是髋关节外旋肌群的一部分

倾。在没有解决梨状肌张力过大的情况下用手法治疗骶髂关节只能短暂缓解这种症状。同样，试图缓解梨状肌张力过大而不解决骶髂关节移位也是无效的。

相关解剖

梨状肌是6块深部髋关节外旋肌群之一（图8.49），是梨状肌综合征的发病根源。臀肌区的坐骨神经卡压也可能发生在股方肌处。梨状肌起自骶骨前部，在第一至第四骶孔之间的外侧，有时接受来自骶结节、骶棘韧带以及骶髂关节囊处坐骨切迹上缘的额外纤维。梨状肌止于股骨大转子上面内侧，肌腱可与闭孔内肌和上、下孖肌的肌腱混合。

梨状肌、孖肌、闭孔肌和股方肌使股骨外旋。然而，髋关节屈曲程度会影响梨状肌的作用。在屈髋90度时，梨状肌使股骨水平外展；髋关节完全屈曲时，梨状肌内旋股骨，与其外旋作用完全相反。梨状肌与其他外旋肌也一起起到稳定髋关节的作用，协助将股骨头固定在髋臼内，形成髋关节的"肩袖"，并在行走和跑步中通过其外旋离心收缩控制大腿内旋。

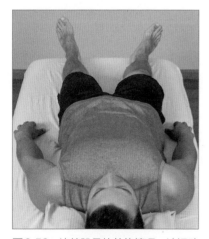

图8.50 比较股骨的外旋情况。该运动员在右侧表现出过度外旋，表明外旋肌张力过大。如果是发生在有症状的一侧，则与该症状有关

评估

梨状肌综合征的症状也与腰椎神经根病变和大粗隆滑囊炎的症状相似，因此对这种情况的研究可能具有挑战性。

观察

患者放松地赤足站立，检查髂嵴、髂后上棘和髂前上棘水平，还要注意髂后上棘是否比另一侧更靠前。在梨状肌综合征中，这些区域的不平衡是常见的。

Morton's足和足过度旋前会导致跑步和步行时大腿过度内旋内收，为了对抗内旋，梨状肌会过度发挥其离心作用。这可能导致肌肉张力过大。按摩治疗师让患者仰卧在治疗床上，比较髋关节的外旋情况

（图8.50）。过度外旋（45度或以上）表明这一侧的梨状肌缩短，如果过度外旋是在有症状的一侧，那么这个发现就是与此症状相关的。

活动范围测试

在俯卧位评估髋关节外旋和内旋的活动范围（图8.51）。外旋的正常范围为45度；内旋的正常范围为35~45度。

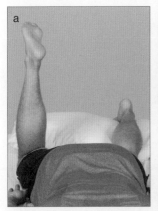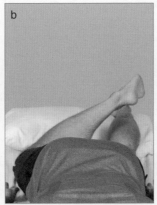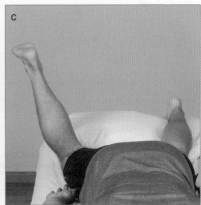

图8.51 髋关节正常的旋转活动范围：外旋一般为45度左右，内旋一般为35~45度

手动抗阻测试

梨状肌的评估包括几个单项肌肉测试。一旦发现测试结果为阳性，就不需要进一步的检查。

幅步外展测试

幅步外展测试是一种抗阻测试方法，当梨状肌收缩时，可能会对坐骨神经造成压力，因为在这个位置上，梨状肌是一种外展肌。这个测试被认为比抗阻髋关节外旋测试更有效，因为它消除了其他5个外旋肌的作用。运动员屈膝坐在检查床边缘，按摩治疗师将双手放在其膝外侧，并嘱运动员缓慢分开双腿，按摩治疗师提供相应的阻力对抗其外展的力量（图8.52）。如果没有疼痛，运动员进一步加大外展力量，直至最大。另一方面，如果出现疼痛、畏缩或无力，则认为测试结果为阳性，并得出梨状肌受损的结论。

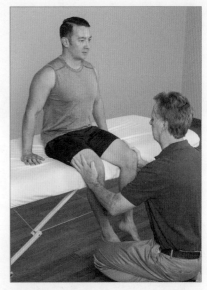

图8.52 幅步外展测试是一种髋关节外展的等长收缩测试，会对坐骨神经产生压力

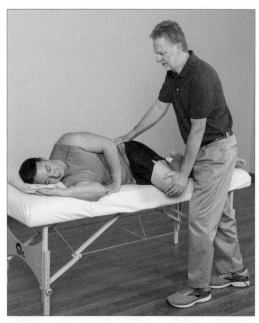

图8.53 FAIR测试被动拉伸梨状肌，可能压迫坐骨神经

FAIR测试

FAIR测试（屈曲、内收和内旋）是一种被动测试方法，该测试可拉伸梨状肌，将坐骨神经压向下方的骨面。运动员取健侧卧位，下方腿伸直，上方的髋关节和膝关节屈曲约90度，如果可能的话，将患足置于健侧膝后方。运动员卧于检查床边缘，这样患腿的膝关节可以垂向一侧。从这个起始位置开始，按摩治疗师用一只手稳定运动员的臀部，并使其被动内收、内旋患腿（将膝关节压向地面方向）（图8.53）。梨状肌受累时，内收因疼痛受限，则测试结果为阳性。

Beatty测试

Beatty测试是一种抗阻测试方法，当肌肉收缩时，可能会对坐骨神经造成压力。这与幅步外展测试相似，但从侧卧位开始。运动员取健侧卧位，下方腿伸直，上方的髋关节和膝关节屈曲约90度，如果可能的话，将患足置于健侧膝后方。与在FAIR测试中的被动内收不同，在该测试中，运动员试图将膝关节主动抬向天花板方向，而按摩治疗师提高相应的阻力抵抗其外展的力量（图8.54）。如果没有疼痛，运动员进一步加大外展力量，直至最大。如果出现疼痛、畏缩或无力，则认为测试结果为阳性，并得出梨状肌受损的结论。

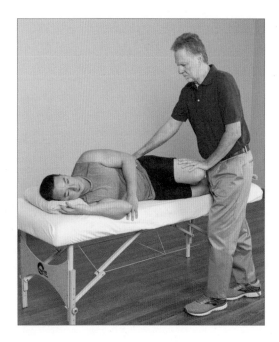

图8.54 Beatty测试是一种梨状肌抗阻外展测试，可能压迫坐骨神经

触诊检查

梨状肌位于臀大肌深处,触诊时必须保持身体松弛。为了准确定位梨状肌,要确定大转子和坐骨大孔的骨性体表标志。坐骨大孔的骨性体标志与骶骨外侧相邻,梨状肌起自骶骨前部。

梨状肌的触诊位置要高于其大转子止点的水平线。沿着肌肉的长度和纹理可以触诊到紧张带、扳击点、压痛和激惹痛。梨状肌下缘的紧张带和压痛点最可能位于孖肌、闭孔内肌和股方肌内。如果触诊引起神经疼痛,按摩治疗师应将触诊位置稍微移动,使之离开坐骨神经,再检查疼痛的性质是否改变。为了避免接触坐骨神经,在触摸坐骨大孔和坐骨结节与大转子连线的中点处时要特别小心,因为在此处坐骨神经跨过股方肌进入腿部。

注意事项和禁忌证

触诊和治疗梨状肌综合征时必须小心,以免进一步刺激已经受损的神经结构。

鉴别诊断

腰椎间盘退突、腰椎管狭窄、大转子滑囊炎、骶髂关节功能障碍。

致伤因素

导致和使梨状肌综合征持续存在的训练相关因素有:山坡跑、速度训练、过多地外旋运动(如芭蕾舞),以及运动起停过于频繁(如网球、壁球、排球、足球)。导致梨状肌综合征的生物力学因素包括:骶髂关节功能障碍、Morton's足、足过度旋前、下肢不等长、内旋肌无力。与装备相关的因素包括:跑鞋损坏或不合脚、久坐使梨状肌受压(如长期在电脑前工作和驾驶等活动)。

治疗方案

梨状肌综合征主要是一种神经压迫状态。治疗要有目的地减轻对神经的压力。深层横向摩擦在这种情况下通常不适用。按摩和拉伸以缓解臀肌和所有髋关节外旋肌的张力是最有效的治疗方法。

其典型的治疗过程如下。

1. 对臀肌区进行按压性轻抚、压迫性揉捏和拓宽横向纤维摩擦按摩,进行整体热身,降低肌肉的张力,特别注意降低臀大肌和臀中肌的张力。

2. 对髋关节的外旋肌群进行促进拉伸。热身按摩后的拉伸运动有助于进一步降低臀后部的肌肉紧张。

3. 对整个骶骨边缘的附着组织施加无痛横向摩擦。当梨状肌用其他按摩手法热身后，该手法对髂后部和梨状肌止点（大转子）的治疗尤其有效（图8.55）。

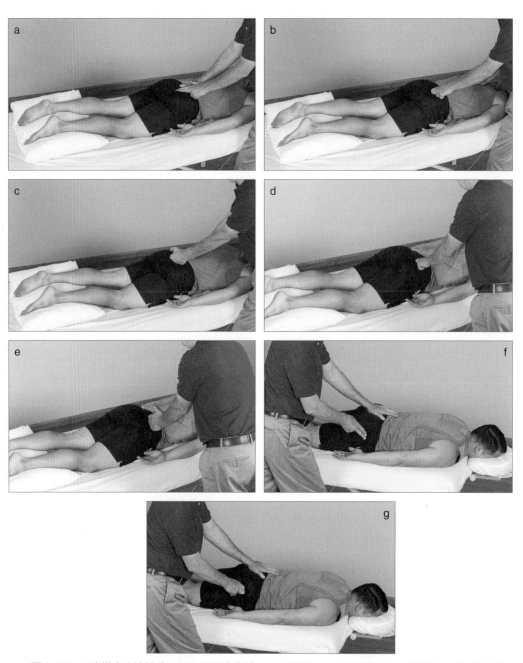

图8.55 无痛横向摩擦按摩，用于骶骨边缘处：a. 平指法；b. 平指节法；c. 松拳法。用于髂后部：d. 平指法；e. 松拳法。用于大转子周围：f. 平指法；g. 平指节法

4. 在整个臀肌区域施加无痛的固定-拉伸按摩（图8.56）。第一遍时，按摩的接触面积要大一些（例如，用松拳）。第二遍时，接触的面积要减小（例如，用拇指、平指法或柔软的平指节法）。在第二遍和后续治疗过程中，要特别注意纤维化或张力过大的特定区域。

5. 对外旋肌群进行无痛等张离心收缩，以减少保护性抑制，帮助肌肉恢复到完全激活状态（图8.57）。在骶骨处稳定髋关节，避免在梨状肌收缩时压迫它。

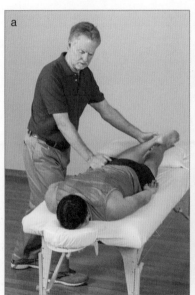
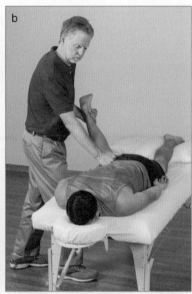

图8.56 用松拳法的固定-拉伸按摩治疗梨状肌：a. 起始姿势，梨状肌被动缩短并被按压固定；b. 结束姿势，维持按压力量，直至梨状肌被完全拉伸

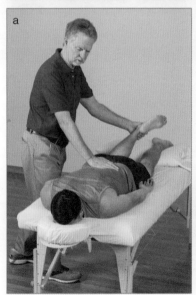
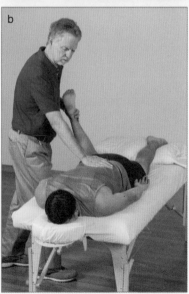

图8.57 梨状肌的等张离心收缩：a. 起始姿势，按摩治疗师一只手在骶骨处稳定髋关节，另一只手旋转股骨，延长梨状肌，同时患者以适当的力度抵抗；b. 结束姿势，梨状肌被完全拉伸

6. 对治疗的肌肉进行另一轮促进拉伸后，治疗结束。

自我恢复方式

如果发现致伤因素，运动员必须予以调整或消除，以确保损伤不再复发。一旦症状减轻，运动员即可开始实施柔韧性和渐进性力量训练计划。训练时要注重对外旋肌群和臀中肌进行促进拉伸。在生物力学失衡得到纠正后，运动员就可以开始力量练习。

研究资源

美国按摩治疗协会（American Massage Therapy Association）网站

按摩治疗师协会（澳大利亚）［Association of Massage Therapists (Australia)］网站

循证按摩疗法（Evidence-Informed Massage Therapy）Facebook 主页

《国际治疗按摩与健身杂志》（*International Journal of Therapeutic Massage and Bodywork*）

按摩杂志（*Massage Magazine*）

加拿大按摩疗法（Massage Therapy Canada）网站

按摩治疗基金会（Massage Therapy Foundation）

Alomar AZ. Groin pain in athletes: differential diagnosis, assessment, and management. *Saudi Journal of Sports Medicine*. 2015; 15(1): 3–8.

P. Therapeutic massage in athletics. Baltimore, MD: Lippincott Williams & Wilkins; 2007.

Ashworth NL. Carpal tunnel syndrome clinical presentation. [revised 2018 Feb 27; cited 2018 May 12].

Ballal MS, Walker CR, Molloy AP. The anatomical footprint of the Achilles tendon, a cadaveric study. *The Bone & Joint Journal* 2014; 96–B(10): 1344–1348.

Bass E. Tendinopathy: why the difference between tendinitis and tendinosis matters. *Int J Ther Massage Bodywork*. 2012; 5(1): 14–17.

Bisio TA. Tooth from the tiger's mouth. New York, NY: Simon and Schuster; 2004.

Bleakley CM, Glasgow P, MacAuley DC. PRICE needs updating, should we call the POLICE? *Br J Sports Med*. 2012 Mar; 46(4): 220–221.

Bleakley C, McDonough S, MacAuley DC. The use of ice in the treatment of acute soft–tissue injury. *Am J Sports Med*. 2004 Jan–Feb; 32(1): 251–261.

Brown S, Doolittle DA, Bohanon CJ, Jayaraj A, Naidu SG, Huettl EA, et al. Quadrilateral space syndrome. *Mayo Clin Proc*. 2015 Mar; 90(3): 382–394.

Buckwalter JA. Activity vs. rest in the treatment of bone, soft tissue and joint injuries. *The Iowa Orthopaedic Journal*. 1995; 15: 29–42.

Butler DS. The sensitive nervous system. Adelaide, Australia: Noigroup Publications; 2000.

Butterfield, TA, Zhao Y, Agarwal S, Haq F, Best T. Cyclic compressive loading facilitates recovery after eccentric exercise. *Med Sci Sports and Exerc*. 2008 Jul; 40(7): 1289–1296.

Chaitow L. Muscle energy techniques. 2nd ed. London, UK: Churchill Livingstone; 2001.

Chaitow L. We have much to learn from current fascia research. 2016 Sep 18 [cited 2018 Aug 1].

Churgay CA. Diagnosis and treatment of biceps tendinitis and tendinosis. *Am Fam Physician*. 2009 Sep 1; 80(5): 470–476.

Clement DB, Taunton JE, Smart GW. Achilles tendinitis and peritendinitis: etiology and treatment. *Am J Sports Med*. 1984 May–Jun; 12(3): 179–184.

Crane JD, Ogborn DI, Cupido1 C, Melov S, Hubbard A, Bourgeois JM, et al. Massage therapy attenuates inflammatory signaling after exercise−induced muscle damage. *Sci Transl Med.* 2012 Feb 1; 4(119): 119ra13.

Cushman D, Rho M. Conservative treatment of subacute proximal hamstring tendinopathy using eccentric exercises performed with a treadmill: a case report. *J Orthop Sports Phys Ther.* 2015 Jul; 45(7): 557−562.

Cutts S. Cubital tunnel syndrome. *Postgrad Med J.* 2007 Jan; 83(975): 28−31.

Cyriax J, Cyriax P. *Cyriax's illustrated manual of orthopaedic medicine.* London, UK: Butterworths; 1983.

Duke University Web Tutorial [Internet]. Introduction to evidence−based practice. [revised 2014 December; cited 2018 Sep 24].

Duncan R. *Myofascial release: hands−on guides for therapists.* Champaign, IL: Human Kinetics; 2014.

Edama M, Kubo M, Onishi H, Takabayashi T, Inai T, Yokoyama E, et al. The twisted structure of the human Achilles tendon. *Scand J Med Sci Sports.* 2015 Oct; 25: e497−e503.

Elliott R, Burkett B. Massage therapy as an effective treatment for carpal tunnel syndrome. *J Bodyw Mov Ther.* 2013 Jul; 17(3): 332−338.

Elvey R. *The investigation of arm pain. Grieve's modern manual therapy: the vertebral column.* 2nd ed. Boyling JD, Palastanga N, editors. Edinburgh, UK: Churchill Livingstone; 1994.

Enoka, R. *Neuromechanics of human movement.* 5th ed. Champaign, IL: Human Kinetics; 2015.

Fairbank SM, Corlett RJ. The role of the extensor digitorum communis muscle in lateral epicondylitis. *J Hand Surg Br.* 2002 Oct; 27(5): 405−409.

Fairclough J, Hayashi K, Toumi H, Lyons K, Bydder G, Phillips N, et al. Is ITB syndrome really a friction syndrome? *J Sci Med Sport.* 2007 Apr; 10(2): 74−76.

Field T, Diego M, Cullen C, Hartshorn K, Gruskin A, Hernandez−Reif M, et al. Carpal tunnel syn−drome symptoms are lessened following massage therapy. *J Bodyw Mov. Ther.* 2004; 8(1): 9−14.

Field T, Diego M, Hernandez−Reif M. Moderate pressure is essential for massage therapy effects. *Int J Neurosci.* 2010 May; 120(5): 381−385.

Finch PM. The evidence funnel: highlighting the importance of research literacy in the delivery of evidence informed complementary health care. *J. Bodyw. Mov. Ther.* 2007; 11(1): 78−81.

Fritz S. *Sports and exercise massage.* 2nd ed. St. Louis, MO: Elsevier Mosby; 2013.

Funk L. Quadrilateral space syndrome. Shoulderdoc.co.uk. n.d. [cited 2018 Feb 24].

Garg K, Corona BT, Walters TJ. Therapeutic strategies for preventing skeletal muscle fibrosis after injury. *Front Pharmacol.* 2015 Apr 21; 6: 87.

Geisler P, Lazenby T. An evidence−informed clinical paradigm change. *International Journal of Athletic Training & Therapy.* 2017; 22(3): 1−11.

Gleason PD, Beall DP, Sanders TG, Bond JL, Ly JQ, Holland LL. The transverse humeral ligament: a separate anatomical structure or a continuation of the osseous attachment of the rotator cuff? *Am J Sports Med*. 2006 Jan; 34(1): 72−77. Epub 2005 Sep 16.

Hanna AS, Fried TB, Ghobrial GM, Harrop JS, Spinner RJ, Nosko MG. Nerve entrapment syndromes. 2017 Sep 21 [cited 2018 Nov 3].

Harris J, Kenyon F. *Fix pain: bodywork protocols for myofascial pain syndromes*. Santa Barbara, CA: Press4Health; 2002.

Ingraham, P. Deep friction massage therapy for tendinitis. 2018a [revised 2018 March; cited 2018 Jul 17].

Ingraham, P. Save yourself from IT band syndrome! 2018b [revised 2018 Sep 22; cited 2018 Oct 21].

Jurch, S. Pulling back the curtain: a look at sports massage therapy. 2015. American Massage Therapy Association [Internet]. [cited 2018 Feb 24].

Kerkhoffs GM, Rowe BH, Assendelft WJ, Kelly K, Struijs PA, van Dijk CN. Immobilisation and functional treatment for acute lateral ankle ligament injuries in adults. *Cochrane Database Syst Rev*. 2002;(3): CD003762.

Kim J, Sung DJ, Lee J. Therapeutic effectiveness of instrument−assisted soft tissue mobilization for soft tissue injury: mechanisms and practical application. *J Exerc Rehabil*. 2017 Feb; 13(1): 12−22.

King R. *Performance massage*. Champaign, IL: Human Kinetics; 1993.

Kohn HS. Prevention and treatment of elbow injuries in golf. *Clin Sports Med*. 1996 Jan; 15(1): 65−83.

Kumai T, Takakura Y, Rufai A, Milz S, Benjamin M. The functional anatomy of the human anterior talofibular ligament in relation to ankle sprains. *J Anat*. 2002 May; 200(5): 457−465.

Lemont H, Ammirati KM, Usen N. Plantar fasciitis: a degenerative process (fasciosis) without inflammation. *J Am Podiatr Med Assoc*. 2003 May−Jun; 93(3): 234−237.

Li H−Y, Hua Y−H. Achilles tendinopathy: current concepts about the basic science and clinical treatments. *BioMed Research International*. 2016: 6492597.

Lohrer H, Nauck T, Arentz S, Vogl TJ. Dorsal calcaneocuboid ligament versus lateral ankle ligament repair: a case−control study. *Br J Sports Med*. 2006 Oct; 40(10): 839−843.

Lowe W. Maybe that's not tennis elbow. *Massage Today*. 2015 Nov; 15(11). [cited 2018 Jul 17].

Lowe W. Deciphering elusive symptoms of nerve injury. 2018 Jan 17 [cited 2018 Sep 24].

Lowe W. Exploring upper limb neurodynamics. 2016 Jul 14 [cited 2018 Sep 24].

Lowe W. Confronting the challenges of a major paradigm shift. 2017 Sep 28 [cited 2018 Sep 24].

Maas H, Sandercock TG. Force transmission between synergistic skeletal muscles through connective tissue linkages. *J Biomed Biotechno*. 2010.

Mann CJ, Perdiguero E, Kharraz, Y, Auguilar S, Pessina P, Serrano AL, et al. Aberrant repair and fibrosis development in skeletal muscle. *Skeletal Muscle*, 2011 May 4; 1(1): 21.

Mattingly G, Mackarey P. Optimal methods for shoulder tendon palpation: a cadaver study. *Phys Ther*. 1996 Feb; 76(2): 166–173.

McAtee R, Charland J. *Facilitated stretching*. 4th ed. Champaign, IL: Human Kinetics; 2014.

Mirkin G, Hoffman M. *The Sports Medicine Book*. Boston, MA: Little, Brown & Co; 1978.

Ooi SL, Smith L, Pak SC. Evidence-informed massage therapy—an Australian practitioner perspective. *Complement Ther Clin Pract*. 2018 May; 31: 325–331.

Orchard J, Best TM. The management of muscle strain injuries: an early return versus the risk of recurrence. *Clin J Sport Med*. 2002 Jan; 12(1): 3–5.

Pękala PA, Henry BM, Ochała A, Kopacz P, Taton G, Mlyniec A, Walocha JA, Tomaszewski KA. The twisted structure of the Achilles tendon unraveled: A detailed quantitative and qualitative anatomical investigation. *Scand J Med Sci Sports*. 2017; 27: 1705–1715.

Rather LJ. Disturbance of function(functio laesa): the legendary fifth cardinal sign of inflammation, added by Galen to the four cardinal signs of Celsus. *Bull N Y Acad Med*. 1971 Mar; 47(3): 303–322.

Rees JD, Stride M, Scott A. Tendons–time to revisit inflammation. *Br J Sports Med*. 2014 Nov; 48(21): 1553–1557.

Reinl, G. *Iced: the illusionary treatment option*. 2nd ed. Henderson, NV: Gary Reinl; 2014.

Rio E, Kidgell D, Purdam C, Gaida J, Moseley GL, Parce AJ, et al. Isometric exercise induces analgesia and reduces inhibition in patellar tendinopathy. *Br J Sports Med*. 2015 Oct; 49: 1277–1283.

Rudavsky A, Cook J. Physiotherapy management of patellar tendinopathy (jumper's knee). *J Physiother*. 2014 Sep; 60(3): 122–129.

Sanders RJ, Hammond SL, Rao NM. Diagnosis of thoracic outlet syndrome. *J Vasc Surg*. 2007 Sep; 46(3): 601–604.

Shibaguchi T, Sugiura T, Fujitsu T, Nomura T, Yoshihara T, Naito H, Yoshioka T, Ogura A, Ohira Y. Effects of icing or heat stress on the induction of fibrosis and/or regeneration of injured rat soleus muscle. *J Physiol Sci*. 2016 Jul; 66(4): 345–357.

Shultz SJ, Houglum PA, Perring DH. *Examination of musculoskeletal injuries*. 2nd ed. Champaign, IL: Human Kinetics; 2005.

Shurygina EV. Function of scalene muscles under conditions of quiet breathing and inspiratory resistive load. *Bull Exp Biol Med*. 1999 Dec; 128(6): 1199–1202.

Smith LL, Keating MN, Holbert D, Spratt DJ, McCammon MR, Smith SS, et al. The effects of athletic massage on delayed onset muscle soreness, creatine kinase, and neutrophil count: a preliminary report. *J Orthop Sports Phys Ther*. 1994 Feb; 19(2): 93–99.

Stecco C, Corradin M, Macchi V, Morra A, Porzionato A, Biz C, et al. Plantar fascia anatomy and its relationship with Achilles tendon and paratenon. *J Anat*. 2013 Dec; 223(6): 665–676.

Stecco C. *Functional atlas of the human fascial system*. London, UK: Churchill Livingstone/Elsevier; 2015.

Stone, J. *Icing injuries: are we evidence based*? 2014 Sep 20 [cited 2018 May 3].

Tahririan MA, Motififard M, Tahmasebi MN, Siavashi B. Plantar fasciitis. *Journal of Research in Medical Sciences: The Official Journal of Isfahan University of Medical Sciences*. 2012; 17(8): 799–804.

Takagi R, Fujita N, Arakawa T, Kawada S, Ishii N, Miki A. Influence of icing on muscle regeneration after crush injury to skeletal muscles in rats. *J of App Phys*. 2011 Feb; 110(2): 382–388.

Travell JG, Simons DG. *Myofascial pain and dysfunction: the trigger point manual*. vol.2. Philadelphia, PA: Williams and Wilkins; 1992.

Tyler TF, Campbell R, Nicholas SJ, Donellan S, McHugh MP. The effectiveness of a preseason exercise program on the prevention of groin strains in professional ice hockey players. *Am J Sports Med*. 2002 Sep–Oct; 30(5): 680–683.

Tyler TF, Silvers HJ, Gerhardt MB, Nicholas SJ. Groin injuries in sports medicine. *Sports Health*. 2010 May; 2(3): 231–236.

van der Wal, J. The architecture of the connective tissue in the musculoskeletal system—an often overlooked functional parameter as to proprioception in the locomotor apparatus. *Int J Ther Massage Bodywork*. 2009 Dec 7; 2(4): 9–23.

Van Sterkenburg MN, van Dijk CN. Mid–portion Achilles tendinopathy: why painful? An evidence–based philosophy. *Knee Surgery, Sports Traumatology, Arthroscopy*. 2011; 19(8): 1367–1375.

Waters–Banker C, Dupont–Versteegden EE, Kitzman PH, Butterfield TA. Investigating the mechanisms of massage efficacy: the role of mechanical immunomodulation. *J Athl Train*. 2014 Mar–Apr; 49(2): 266–273.

Willard FH, Vleeming A, Schuenke MD, Danneels L, Schleip R. The thoracolumbar fascia: anatomy, function and clinical considerations. *J Anat*. 2012 Dec; 221(6): 507–536.

Zitnay JL, Li Y, Qin Z, San BH, Depalle B, Reese SP, et al. Molecular level detection and localization of mechanical damage in collagen enabled by collagen hybridizing peptides. *Nat. Commun*. 2017 Mar 22; 8: 14913.

关于作者

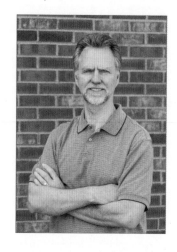

罗伯特·E.麦卡蒂（Robert E. McAtee），文学学士、认证按摩治疗师（LMT）、委员会认证的治疗性按摩与身体保健师（BCMTB）、美国国家体能协会注册体能训练专家（CSCS），专业从事运动按摩和软组织治疗，拥有38年以上的全职按摩治疗经验，在治疗受伤和慢性疼痛患者方面具有丰富的临床经验。1988年以来，他在科罗拉多州的斯普林斯拥有一家国际私人诊所——推拿按摩疗法诊所。

麦卡蒂也是美国国家按摩治疗委员会认证的按摩理疗师（NCBTMB）。他还是一位广受欢迎的主持人，在世界各地都广受欢迎，精通促进拉伸、运动按摩和软组织损伤护理等。

麦卡蒂早年在洛杉矶和圣迭戈的心理结构平衡研究所（IPSB）接受了按摩训练，并通过加州科斯塔梅萨的运动按摩训练所（SMTI）进一步强化了自己的按摩手法。他拥有加州州立大学心理学学士学位，在治疗按摩和健身方面获得委员会认证，并且是一名经过认证的力量和调理专家。自1988年以来，他一直是美国按摩治疗协会的积极成员。他也是畅销书《促进拉伸》（第4版）的合著者，这本书是全世界健身专业人士学习促进拉伸和力量训练技术的首选资源。

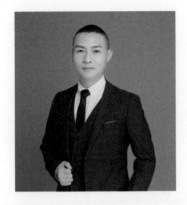

　　王锋　武警福建省总队医院门诊部主任、医学博士、副教授。毕业于福建医科大学。中国体能训练师（CSSS），全军军事训练健康管理师。从事创伤骨科、运动医学、运动损伤与康复相关的临床与基础研究工作；在军事训练伤防控方面有较深造诣。

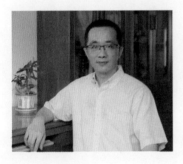

　　郑晓晖　武警福建省总队医院显微外科主任、医学博士、主任医师。本科毕业于福建医科大学，博士毕业于武汉大学。为军队骨科学会创伤学组委员、福建省显微外科学会委员。长期从事创伤骨科修复重建与显微外科的临床和科研工作；在军事训练伤防控方面有一定研究。